FRANZ RUPPERT

LIEBE, LUST UND TRAUMA

FRANZ RUPPERT

LIEBE, LUST UND TRAUMA

Auf dem Weg zur gesunden sexuellen Identität

Kösel

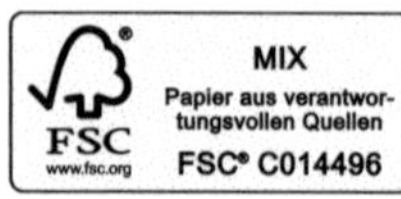

Verlagsgruppe Random House FSC® N001967

Umschlag: Weiss Werkstatt München
Illustrationen im Innenteil (S. 113, 121, 188 unten, 190): Wolfgang Pfau, Baldham;
übrige: Kösel-Verlag, München
Redaktion: Mihrican Özdem, Landau
Satz: Uhl + Massopust, Aalen
Druck und Bindung: GGP Media GmbH, Pößneck
Printed in Germany
ISBN 978-3-466-34743-8
www.koesel.de

Dieses Buch ist auch als E-Book erhältlich.

Eine gesunde Psyche unterscheidet

- *Ich von Du und Wir,*
- *Gegenwart von Vergangenheit,*
- *Realität von Scheinwelten,*
- *Leben von Tod.*

INHALT

VORWORT

Was ist Sexualität? Wofür ist sie gut und wofür nicht? Wann ist Sexualität lustvoll und für die Beteiligten befriedigend? Warum kann sie zum Stressthema Nummer 1 für viele von uns werden? Weshalb kann sie süchtig machen? Wodurch kann Sexualität zu einer Erfahrung werden, die das gesamte Leben eines Menschen zerstört? Warum fühlen sich manche Menschen im eigenen Körper falsch und wollen lieber das andere Geschlecht haben?

Sexualität hat vielfältige biologische, psychologische, soziologische und politische Dimensionen. Sexualität ist nicht nur für jeden Einzelnen von uns und für unsere intimen Beziehungen von erheblicher Bedeutung. Die Stellung der Geschlechter zueinander und die Formen der Reproduktion sind ein wesentlicher Kern gesellschaftlicher Verhältnisse. Sexualität bestimmt letztlich sogar die Weltpolitik.

Ich habe dieses Buch geschrieben, weil in meiner psychotherapeutischen Praxis sexuelle Psychotraumata sehr häufig aufscheinen. Viele Menschen suchen dringend nach Lösungen für dieses hochtabuisierte und schambesetzte Thema. Ich habe mittlerweile das theoretische Hintergrundwissen und eine praktikable Methode entwickelt, um hier unterstützend wirken zu können.

An die Öffentlichkeit gerichtet ist mein Appell, das Phänomen sexuelles Psychotrauma ernst zu nehmen. Es hilft meines Erachtens wenig, weiterhin mit verschwommenen Kategorien wie »Missbrauch« oder »sexualisierte Gewalt« zu operieren. Wir stochern sonst mit unserem Alltagsverstand blind im Nebel herum, moralisieren viel zu viel und arbeiten uns weiter an dem sich auftürmenden Berg von Symptomen ab, statt deren wahre Ursachen zu sehen. Wir werden so weder den Psychotrauma-Opfern gerecht noch begreifen wir die Psychotrauma-Täter und können sie von ihrem endlosen Tun abhalten.

Wir müssen die hochkomplexen Opfer-Täter-Dynamiken in unserer eigenen Psyche verstehen, sonst sind wir ihnen weiterhin hilflos ausgeliefert. Nur so können wir aus Gesellschaften, die ihre Mitglieder fortlaufend traumatisieren, aussteigen und konstruktive Formen des Zusammenlebens entwickeln (Ruppert 2018). Unsere Sexualität ist ein enormes kreatives Potenzial, mit dem wir uns gegenseitig viel Freude und Lust bereiten könn(t)en, wenn wir damit beginnen, sie in der Mehrheit frei von Psychotraumata zu leben.

Ich bin nicht Vater geworden. In meinen frühen Zwanzigern nicht, weil ich die Nase voll hatte vom Wickeln, Fläschchen geben, aufs Töpfchen setzen und Kinderwagen durch das Dorf schieben – das musste ich bei meinen vier Geschwistern ausgiebig tun. Als Ältester hatte ich meine überforderte Mutter zu unterstützen, die aus Geldnot auch noch zum Arbeiten gehen musste. Weg von zu Hause wollte ich meine mühsam errungene Unabhängigkeit nicht gleich wieder für »Familie und Kinder« preisgeben. Ich sah dieses Lebensprogramm, wie ich es bei meinen Eltern und Verwandten miterlebte, nicht als nachahmenswert an.

In meinen späten Zwanzigern wollte ich, ausgestattet mit einem wachsenden kritischen Bewusstsein, keine Kinder in eine Welt setzen, die ich als extrem bedrohlich für mich empfand. Nachdem ich mich persönlich stabilisiert und weiterentwickelt hatte, ich war jetzt in den Vierzigern, versuchte ich es mehrmals, inklusive mit künstlicher Befruchtung, doch noch Vater zu werden. Aber da war es schon zu spät. Es war ein schmerzhafter Prozess, das zu realisieren.

Heute weiß ich: Meine Angst vor eigenen Kindern hatte ihre tieferen Wurzeln darin, dass ich mein erstes Lebensjahr nur mit viel Glück überlebte. Ich war meinen Eltern nicht willkommen und hatte die Zeit im Bauch meiner Mutter nur überlebt, indem ich mich von mir selbst abspaltete. Ich bin bei einem traumatisierenden Geburtsprozess beinahe gestorben. Mein Schreien als Säugling wurde mit Gewalt unterdrückt. Ich wäre fast verhungert, weil ich zu früh abgestillt wurde. Isolation, Einsamkeit und die Unfähigkeit meiner traumatisierten Eltern zu liebevollen Gefühlen hätten mich als Kleinkind fast zum Aufgeben gebracht. So war es mir schließlich auch nicht möglich, meine Sexualität im Rahmen einer gesunden Identität zu entwickeln.

Weil ich ein Mann bin und damit nur ein Geschlecht in- und auswendig kenne, will ich in diesem Buch nicht beanspruchen, zum Thema Sexualität eine neutrale Haltung zu haben, die ich objektiv darstellen könnte. Wiewohl ich mich durchaus als Wissenschaftler verstehe, der ideologiekritisch ist und für den Fakten mehr als bloße Meinungen und Glaubenssätze zählen. Zumindest hoffe ich, von einer wissenschaftlichen Grundhaltung geprägt zu sein. Ich rücke von meinen Fehlannahmen gern ab, wenn ich neue Einsichten gewinne. Oder wenn andere mich von etwas überzeugen, das mir bislang unbekannt war und ich so noch nicht wissen und denken konnte.

Psychologie ist eine Subjektwissenschaft, die von Psychologen gemacht wird. Jedes Subjekt hat seine eigenen blinden Flecken. Als praktizierender Psychotherapeut kann ich zumindest auf eine nicht unerhebliche Anzahl von empirischen Fallstudien mit sexuell traumatisierten Menschen verweisen. Dennoch gilt klar auch für mich: Ich kann meine blinden Flecken beim Thema Sexualität nicht selbst erkennen. Ich brauche dazu die Spiegelung meiner Mitmenschen, den kritischen Diskurs und auch für mich selbst kompetente psychotherapeutische Begleitung. Einmal pro Monat mache ich daher für mich eine Anliegenarbeit, um meiner Identität weiter auf die Spur zu kommen. Um auch meine Sexualität in einer Weise leben zu können, die für mich und andere konstruktive Beziehungen ermöglicht.

Wenn ich in diesem Text die männliche grammatikalische Form verwende, sind immer Männer wie Frauen gemeint, wenn nicht ausdrücklich anders vermerkt. Ebenso sind Menschen gemeint, die sich weder dem einen noch dem anderen Geschlecht zugehörig fühlen.

München, im Mai 2019
Franz Ruppert

SEXUALITÄT – EINE NATURKRAFT

Lebenshöhepunkte oder Abgründe?

Sexualität ist höchste Lebenslust und Schaffenskraft. Sie kann ebenso zum größten Zerstörungspotenzial eines Menschen ausarten. Sexualität kann uns Menschen zu den emotionalen Höhepunkten unseres Lebens hinführen. Sie kann uns gleichwohl auch in den Abgrund unseres Daseins reißen. Sie kann das Begehrenswerteste und das Gefürchtetste im Leben eines Mannes oder einer Frau sein. Sie kann die Fantasie ins Unermessliche beflügeln und sie kann völlig sprachlos machen. Menschliche Sexualität kann zum Inbegriff des Guten wie des Bösen werden.

Woher kommt diese extreme Spannbreite an Empfindungen, Gefühlen, Vorstellungen, Gedanken und Handlungen, wenn es um unsere Sexualität geht? Ist hier eine Naturkraft am Werke, der auch wir Menschen auf Gedeih und Verderb ausgeliefert sind? Eine Urgewalt, die wir nie werden zähmen können, weder durch Religion und Moral, noch durch Verfassungen, Gesetze oder unseren Verstand? Sind wir für immer dem Rausch der Sinne, den orgiastischen Entladungen unseres Körpers, seinen unbewussten hormonellen, mikrobiologischen und makromolekularen Abläufen willenlos ausgeliefert? Müssen wir uns mit Vergewaltigungen, sexueller Traumatisierung von Kindern, Prostitution und Pornografie abfinden und das alles für »normal« erklären, um darüber nicht verrückt zu werden?

Wer kennt sich, wenn er die eigene Sexualität nicht versteht? Wenn er von Triebkräften gesteuert wird und Dinge tut, die ihm selbst und anderen Schaden zufügen? Ich habe in den 20 Jahren meiner psychotherapeutischen Tätigkeit mittlerweile verstanden, dass Sexualität den menschlichen Organismus von Anbeginn seines Daseins durchdringt und viele seiner Verhaltensweisen beeinflusst. Ich weiß nun, dass es einer Vielzahl günstiger Entwicklungsvoraussetzungen bedarf, damit sich seine Sexualität in die Identitätsentwicklung eines Menschen integriert, sich nicht verselbstständigt, nicht ins Leere läuft und Tod statt Leben hervorbringt. Ich wurde und werde mit zahllosen Beispielen sexueller Traumatisierungen konfrontiert. Ich habe manches mitgeteilt bekommen, was ich mir zuvor lieber nicht hätte vorstellen mögen. Ich habe gelernt, warum jemand zum Sexualtrauma-Täter wird. Ich verstehe auch, weshalb es Sexualtrauma-Opfern oft nicht gelingt, sich von ihren Tätern zu lösen, sie die Täter sogar lieben und ihnen nachtrauern, wenn sie nicht mehr da sind.

Warum gibt es Sexualität?

Was lebt, entsteht, wächst, vermehrt sich – versucht es zumindest – und vergeht. Leben bringt fortlaufend neues Leben hervor. In der einfachsten Form teilt sich ein Lebewesen (z. B. eine Alge, ein Bakterium, ein Schimmelpilz). Daraus entstehen neue eigenständige Abkömmlinge. Pflanzen vermehren sich durch Sprossungen und Keimlinge. Indem jedes einzelne Lebewesen diesen Daseinszweck verfolgt, wächst die Population solange, bis ihr durch äußere Bedingungen Grenzen gesetzt werden (Verknappung der Energie- und Nahrungsmenge, Änderung des Klimas, Fressfeinde). Ungeschlechtliche Vermehrung ist einfach und unkompliziert. Es bedarf dazu keines zweiten Lebewesens. Es entstehen so »Kinder«, die ihren »Eltern« genetisch gleichen (Klone).

Unter Sexualität verstehen wir die Fortpflanzung durch zwei Geschlechter. Durch den Austausch von Genmaterial zwischen den Eltern entstehen Kinder, die diesen zwar ähnlich, nicht aber mit ihnen identisch sind. So entsteht Individualität, die sich in zweierlei Hinsicht bewährt:

- Parasiten, die den Organismus angreifen und zerstören, wird es schwerer gemacht, eine gesamte Population zu vernichten.
- Eine kontinuierliche Variation von Eigenschaften ermöglicht es, sich verändernden Umweltbedingungen besser anzupassen. Das erhöht die Überlebenschancen einer Art.

Lebewesen, deren Umwelt sich nur wenig ändert (z. B. die Umwelt der unterirdisch lebenden Nacktmullen) können sich die Vermehrung durch Klonung leisten. Alle höher entwickelten Formen von Lebewesen, die sich in unterschiedlichen Ökosystemen behaupten können, vermehren sich trotz allen Aufwands und nicht unerheblicher Risiken, die damit verbunden sind, geschlechtlich.

Das Ziel, durch sexuelle Vermehrung eine Neukombination von Genen und Chromosomen als den Grundbausteinen des lebendigen Organismus hervorzubringen, führt auch dazu, Sex zwischen nahen Verwandten möglichst auszuschließen. Im Tierreich (z. B. bei den sich wahllos paarenden Bonobos) scheinen immunologische Parameter am Werk, um eine erfolgreiche Befruchtung durch den eigenen Vater oder Bruder zu verhindern. Bei uns Menschen gibt es zusätzlich das Inzesttabu, das den Geschlechtsverkehr zwischen Familienmitgliedern moralisch ächtet. Zudem ist aufgrund der Kenntnisse der Genforschung bekannt, dass Verwandtenehen zu mehr körperlichen wie geistigen Defekten und Behinderungen bei den Kindern führen, weil dann ein defektes Gen des einen Partners nicht durch das gesunde Gen des anderen Partners kompensiert werden kann.

Der Blick auf die Evolution des Lebens zeigt, dass sich das Prinzip Sexualität allmählich herausgebildet hat. Es äußert sich in unterschiedlichen Spielarten und Zwischenformen, z. B. im Zwittertum oder in der Selbstbefruchtung (Wickler und Seibt 1990). Manche Fischarten können ihr Geschlecht abhängig von ihrem Lebensalter und den ökologischen Bedingungen, unter denen sie leben, sogar mehrfach wechseln.

Bei manchen Tierarten, z. B. bei Schildkröten, wird das Geschlecht durch die Wärme festgelegt, mit der die Eier ausgebrütet werden. Bei uns Menschen hingegen wird die Frage »Männchen« oder »Weibchen« durch spezielle Chromosomen in den Keimzellen vorbestimmt. Paaren sich eine Eizelle und ein Spermium mit jeweils einem X-Chromosom, wird daraus eine Frau. Trifft ein Ei mit einem X-Chromosom auf ein Spermium mit einem Y-Chromosom, wird daraus ein Mann. Bis zur sechsten Woche nach der Verschmelzung von Ei- und Samenzelle tragen alle neu gezeugten Kinder Anlagen für beide Geschlechter in sich. Erst danach machen die Gene einen männlichen oder weiblichen Organismus aus ihnen. Ein XY-Chromosomenpaar lässt Hoden, später den Penis wachsen, XX führt zu Eierstöcken und Klitoris. Das SRY-Gen, das sich auf dem Y-Chromosom befindet, bestimmt die Richtung dieser Differenzierung. Das Fehlen von ihm erlaubt es den Keimdrüsen, sich zu Eierstöcken weiterzuentwickeln.[1]

Einen großen Unterschied macht es, ob sich die befruchteten Eier außerhalb oder innerhalb des Elternkörpers entwickeln. Fischweibchen geben ihre Eier ins Wasser, Fischmännchen sprühen ihre Spermien darauf, und der Laich wird dann in der Regel seinem Schicksal überlassen. Schildkröten vergraben ihre befruchteten Eier im Sand und der Rest wird von der Sonne und den Gezeiten erledigt. Daher kommt es für den Fortpflanzungserfolg vor allem auf die Masse der befruchteten Eier an. Sich selbst überlassen, ist der Nachwuchs leicht eine Beute für andere Lebewesen. Das Prinzip lautet daher hier: viele erzeugen, damit einige wenige überleben.

Vogelarten, die ihre Eier außerhalb des weiblichen Körpers ablegen, müssen hingegen selbst brüten und auch nach dem Schlüpfen der Jungen gemeinsam Brutpflege betreiben, so lange, bis der Nachwuchs flügge ist und das Nest verlässt. Dieser Aufwand reduziert die Anzahl der Jungen, deren Aufzucht ein Elternpaar übernehmen kann. Qualität geht in diesem Fall daher vor Quantität. Auch bei uns Menschen ist es meist der Einling, den eine Mutter austrägt, gebiert und großzieht. Lebend geborene Zwillinge sind die Ausnahme, von zwei befruchteten Eizellen wird oft schon innerhalb der ersten Schwangerschaftstage und -wochen ein Kind vom mütterlichen Organismus unbewusst eliminiert. Die Richtung ist klar: Klasse statt Masse. Zu diesem Trend tragen auch die Maßnahmen zur Reduktion der Säuglingssterblichkeit in einer Gemeinschaft bei. Wenn nahezu jedes Kind überlebt, schränkt das die Anzahl der Geburten pro Frau ein.

Geschlechtsdimorphismus

Biologisch betrachtet, gibt es nur zwei Geschlechter. Das eine Geschlecht, das zum Zwecke der Fortpflanzung auf die Herstellung von »Eiern« spezialisiert ist, wird als »weiblich« bezeichnet. Das andere Geschlecht, das auf die Spermienproduktion festgelegt ist, wird »männlich« genannt. Etwa 400 bis 500 Eizellen können von einer Frau aus ihren beiden Eierstöcken im Laufe ihres Lebens für die Fortpflanzung zur Verfügung gestellt werden, im Durchschnitt je eines pro Monat. Männer hingegen können Millionen von Spermien täglich neu in ihren Hoden produzieren.

Da bei uns Menschen die Eizellen innerhalb der Frau befruchtet werden und der Nachwuchs zwischen 37 und 42 Wochen in deren Bauch heranreift, führt diese äußerst ungleiche Arbeitsteilung in Bezug auf die Vermehrung zu unterschiedlichen weiblichen und männlichen Phänotypen:

- Der Körperbau von Frauen muss den Notwendigkeiten von Schwangerschaft (u.a. sehr dehnbare Bauchdecke, ausladende Beckenform) und »Kinderpflege« nach der Geburt (u.a. milchgebende Brust) Rechnung tragen.
- Der männliche Körperbau kann viel starrer sein, Männer können ihre Energien mehr in das eigene Körper- und Muskelwachstum investieren. Sie sind im Durchschnitt größer und kräftiger als Frauen.
- Männer sind in ihrer Geschlechtsreifung im Vergleich zu Frauen verzögert, was sich u.a. im späteren Eintritt ihrer Zeugungsfähigkeit manifestiert. Frauen werden ca. 1,5 Jahre früher fortpflanzungsfähig als Männer. Hier spielt auch die Ernährungslage eine entscheidende Rolle. Je besser die Ernährung, umso früher werden Mädchen wie Jungen geschlechtsreif.

Die unterschiedlichen Funktionen von Frauen für die »Kinderpflege« erfordern auch erhebliche psychologische Unterschiede. Frauen müssen sich auf das Kind emotional einstellen können. Sie brauchen Einfühlungsvermögen (Empathie) und viel Liebe für das Kind, damit sich dieses so empfindliche, verletzliche und von seiner Mutter äußerst abhängige Wesen gut entwickeln kann. Denn jeder Mensch ist eine Frühgeburt, die noch mindestens ein Jahr nach der Geburt intensiven Körperkontakt braucht. Männer haben im Prinzip nach dem Zeugungsakt ihre biologische Schuldigkeit getan. Sie sind, zumindest auf der körperlichen Ebene, gleich wieder in der Lage, sich nach einer neuen Geschlechtspartnerin umzusehen. Nur wenn sie sich bewusst dazu entschließen, ihre Funktion als verlässlicher Partner und Vater ernst zu nehmen, erhalten sie durch den Kontakt mit ihrer Partnerin und dem Kind die Chance, auch emotional zu reifen und persönlich zu wachsen (Garstick 2013).

Gier nach Sex

Dort, wo die Vermehrung außerkörperlich stattfindet und keine Brutpflege für den Nachwuchs erforderlich ist, erscheint das Dasein der Männchen und Weibchen wie ein manisches Streben nach Sex, nach möglichst häufigem Geschlechtsverkehr in heftigen Konkurrenzkämpfen mit den Artgenossen. Für den erfolgreichen Sexualakt wird zuweilen das eigene Leben geopfert, wie das Beispiel der Gottesanbeterin, einer Heuschrecke, zeigt, die das Männchen als Proteinzugabe nach der Befruchtung anschließend verspeist (Miersch 2002, S. 114).

Der Sexualakt kann im Tierreich auch ein Gewaltakt sein. So jagen z. B. mehrere Delphinmännchen ein Delphinweibchen und fügen ihm körperliche Wunden zu, um zu ihrem Begattungsziel zu gelangen. Hochranginge Pavianmännchen reiten auch auf rangniederen Männchen auf und penetrieren sie anal. Männchen und Weibchen verhalten sich oft wie Jäger und Gejagte. Weibchen werden von den Männchen wie Siegestrophäen in ihrem Harem gesammelt und überwacht. Diese Form von Sex ist für beide Geschlechter mehr mit Stress als mit Lust verknüpft. Sex und Aggression sind oft gar nicht voneinander zu unterscheiden.

Gene weitergeben?

Die Vorstellung, dass Lebewesen, die sich sexuell vermehren, den Zweck verfolgen, ihre Gene weiterzugeben, halte ich für wenig überzeugend. Denn weder haben die Pflanzen und Tiere nur den Hauch einer Vorstellung davon, was Gene sind. Noch würde das Verlangen nach Paarung so übermächtig sein, wenn nicht unwiderstehliche Lockstoffe (Pheromone), belohnende Hormone (Dopamin, Oxytocin), sexuelle Schlüsselreize und die lustvolle Erregtheit der Geschlechtsorgane den gesamten Organismus in einen rauschhaft-geilen Zustand brächten, der nur im Sexualakt wieder zur Ruhe kommen kann. Für die Tierwelt haben wir dafür Begriffe wie »Brunft«, »Läufigkeit«, »Rausche«. Diese ekstatischen Sinnesempfindungen und der Orgasmus als Anreiz genügen, um nach sexueller Vereinigung zu gieren, koste sie, was sie wolle. Sexueller Kontakt mit einem anderen Lebewesen wird aufgrund dessen zum Wert an sich. Er trägt seine Belohnung in sich selbst. Nachwuchs entsteht daraus zwangsläufig. Wer das nicht will, muss Vorsorge dafür tragen und eine geeignete Form von Empfängnisverhütung erfinden. Auf der unbewussten molekularbiologischen Ebene gibt es diese; bewusst dazu in der Lage sind aber erst höher entwickelte Lebewesen wie wir Menschen.

Lust auf Sex haben und Fortpflanzung sind also schon im Tierreich und nicht erst bei uns Menschen zwei getrennte Realitäten. Die von Evolutionsbiologen aufgestellte Vermutung, es gehe bei der Sexualität vor allem darum, sich möglichst oft zu vermehren, trifft für uns Menschen nicht zu. Zwar gibt es auch bei menschlichen Weibchen wie Männchen den instinktiven Wunsch, sich zu vermehren. Dieser »Kinderwunsch« kann in bestimmten Lebensphasen auch ganz dringlich werden. Doch kämpfen in der Praxis ihres Alltags Frauen vielfach damit, noch nicht oder nicht schon wieder schwanger zu werden. Auch Männer mögen die Vorstellungen haben, Vater möglichst vieler Kinder zu sein. Doch haben sie in der Realität oft Angst davor, Vater zu werden, weil das psychische, moralische und finanzielle Verpflichtungen mit sich bringt, die ihre Kräfte übersteigen. Auch Männer wollen daher nur ausnahmsweise und unter besonderen Umständen Vater werden, wenn sie Sex haben und sie anschließend die Verantwortung für ein daraus entstehendes Kind übernehmen sollen. Viele Männer haben auch Angst davor, dass ihnen eine Frau ein Kind »unterjubelt«.

Kinderreichtum korreliert bekanntlich hoch mit einem niedrigen Bildungsniveau von Frauen und Männern, dem alternativlosen Eingebundensein in kulturelle und religiöse Traditionen, dem Unwissen über Verhütungsmöglichkeiten und dem nicht vorhandenen Zugang zu wirksamen Kontrazeptiva. Völlig irrwitzige Vorstellungen wie »Sex mit einer Jungfrau heilt AIDS« tun ein Übriges, um Kinder in die Welt zu setzen, um die sich dann niemand kümmert. Hinzu kommt, dass auch in den reicheren Ländern vor allem schwer traumatisierte Frauen eher ungewollt schwanger werden, was sich z. B. in Teenager-Schwangerschaften und wiederholten ungeplanten Schwangerschaften von Frauen mit der Diagnose einer psychischen Erkrankung manifestiert. Ebenso ist festzustellen, dass hoch traumatisierte Männer eher ungewollt Vater werden, weil sie sich der Tragweite ihre Verantwortung für ein Kind nicht bewusst sind. So berichtete z. B. eine Studentin in einem Seminar über einen sexuell traumatisierten Mann, der bereits drei Kinder hatte, für die er mehr recht als schlecht Vater sein konnte. Kaum getrennt von seiner Frau, war er sofort mit einer neuen Partnerin zusammen, die auch gleich von ihm schwanger wurde.

Sexualität und Menschwerdung

Wesentlich für den Übergang von der Biologie der Pflanzen und Tiere hin zum Menschsein erscheint mir, dass Eltern ihre Kinder nicht nur als Objekte betrachten, die austauschbar und wie Gegenstände behandelt werden (z. B. indem man ein neues Kind zeugt, wenn ein anderes stirbt, und ihm den Namen des verstorbenen Kindes gibt). Sobald Kinder als Subjekte gesehen werden, mit ihren individuellen Bedürfnissen und Fähigkeiten, bildet das eine Bewusstseinsschranke dafür, sie in beliebiger Zahl »zu haben« und »großzuziehen«. Daher vollzieht sich die Menschwerdung meines Erachtens als ein fortschreitender Prozess der Bewusstwerdung der eigenen Subjektivität, die mit Ich- und der Willensbildung einhergeht. Wer sich als Mensch seiner selbst bewusst wird, kann auch andere als Subjekte wahrnehmen und wertschätzen. Wer sich hingegen seiner Bewusstwerdung verweigert und diese Chance nicht nutzt, sofern sie ihm geboten wird, muss sich nicht wundern, wenn er von anderen Menschen auch nur als Objekt behandelt wird. Wer sich selbst als Objekt und von inneren Impulsen getrieben erlebt, wird auch andere wie Objekte behandeln. Wenn sich Männer und Frauen als Subjekte erleben, werden sie sich gegenseitig nicht zu Sexobjekten herabwürdigen. Wenn sich Eltern als Subjekte erleben, auf deren Individualität und Bewusstsein es ankommt, können sie auch bei ihren Kindern deren Einzigartigkeit würdigen, wertschätzen und ihre Identitätsentwicklung fördern (Hüther 2018). So könnten wir Menschen allmählich den Übergang schaffen vom Kampf ums reine Überleben hin zur gemeinsamen Gestaltung eines guten Lebens für Frauen, Männer und Kinder. Das wäre zugleich ein Segen für unsere pflanzliche und tierische Mitwelt.

Sex und Sexualität

Oft wird unter »Sexualität« nur die Betätigung der Geschlechtsorgane oder der Geschlechtsakt (Sex) verstanden. Das ist meines Erachtens zu kurz gegriffen. »Sex machen« oder »Sex haben« ist nur ein Teilaspekt von Sexualität. Ein sexuelles Wesen zu sein, ist das Grundprinzip des gesamten Lebens eines Menschen von Anfang an. Schon im Mutterleib werden die Eierstöcke der nächsten Frauengeneration angelegt, schon dort haben männliche Ungeborene ihre erste Peniserregung. Sämtliche Reifungsvorgänge des menschlichen Organismus haben seine Fortpflanzungsfähigkeit zum Ziel. Ein Mädchen soll eine empfängnisfähige Frau werden, ein Junge ein zeugungsfähiger Mann. Sich mit dem eigenen Geschlecht zu vergleichen (»Wie hübsch oder stark bin ich?«), um das andere Geschlecht zu werben (»Was gefällt dir an mir?«), einen möglichen Geschlechtspartner ins Auge zu fassen und auszuwählen, das alles sind geschlechtsspezifische Verhaltensweisen. Sie prägen das Wahrnehmen, Fühlen, Vorstellen und Denken von Männern wie Frauen oft den ganzen Tag. Weil auch bei uns Menschen die befruchtbaren Eizellen eher rar und ein kostbares Gut, Spermien jedoch in Hülle und Fülle vorhanden sind, herrscht hier, wie oft in der Natur, das schon von Charles Darwin postulierte Prinzip »Damenwahl« vor. Frauen wählen den Geschlechtspartner aus und veranlassen die Männer, ihre Potenz und Virilität durch Körpergröße und Muskelmasse zur Schau zu stellen und in Rangkämpfen mit anderen Männern zu beweisen. Auch die Menschenmänner konkurrieren untereinander und sind im Allgemeinen weniger wählerisch als Frauen, wenn es um die Gelegenheit für Sexualverkehr geht.

Mit dem Einsetzen der körperlichen Geschlechtsreife (Pubertät) wird die Psyche eines Kindes, die wesentlich auf die Eltern hin ausgerichtet ist, bekanntermaßen neu justiert (Kasten 1999). Mit dem Ansturm der Geschlechtshormone im Inneren wird das Außen verstärkt sexualisiert wahrgenommen. Nahezu jeder wird jetzt darauf abgescannt, ob er für einen sexuellen Kontakt infrage kommt.

Während dies für Männer von nun an bis ins hohe Alter gilt und 18- bis 30-jährige Männer unter dem Einfluss von Testosteron geradezu sexbesessen werden können, variiert bei Frauen das sexuelle

Begehren in Abhängigkeit vom Menstruationszyklus und ihren fruchtbaren Tagen. Ihr sexuelles Interesse flaut mit zunehmendem Alter eher ab. Durch die Menopause wird ihnen klar, dass sie nun keinen Kinderwunsch mehr realisieren können. Scheidentrockenheit, die mit Alter zunimmt, lässt sie auch vor dem Sexualverkehr zurückschrecken, weil er sehr schmerzhaft werden kann (Tietz 2017). Männer können selbst noch im hohen Alter mit der Vorstellung leben, (noch einmal) Vater zu werden. Da Frauen ältere Männer wegen ihres hohen sozialen Status durchaus attraktiv finden – umgekehrt wollen Männer eher jüngere und gut aussehende Partnerinnen –, ist das nicht grundsätzlich ausgeschlossen.

Jedoch tickt die biologische Uhr nicht nur bei Frauen. Deren Fruchtbarkeit lässt bereits ab dem 35. Lebensjahr deutlich nach. Auch bei Männern nimmt mit steigendem Lebensalter die Qualität der Spermien ab. Die Rate der Fehlmutationen nimmt zu und damit das Risiko, dass die gezeugten Kinder genetisch bedingte Krankheiten aufweisen. Ebenso nimmt die Belastung durch Umweltgifte im Leben eines Menschen zu und beeinflusst die Gesundheit der Ei- wie Spermienzellen. Daher wird es auch durch künstliche Befruchtung immer unwahrscheinlicher, den Kinderwunsch zu erfüllen, je älter die daran beteiligten Männer und Frauen sind.

Selbstbefriedigung

Sexuelle Erregungszustände begleiten die gesamte Entwicklung eines Menschen. Schon bei Säuglingen lässt sich beobachten, dass sie sich durch rhythmische Press- und Schaukelbewegungen selbst stimulieren (Bischof 2014). Sexuelle Selbstbefriedigung (Onanie, Masturbation), also die autonome Entdeckung der eigenen Lustfähigkeit und deren Ausübung, hatte jedoch bis vor Kurzem noch einen schlechten Ruf. Religiöse Moralisten verteufelten sie als »Sünde der Selbstbefleckung« (Metz 2017, S. 224 ff.), mehr aufgeklärte Menschen dichteten ihr schädliche Folgen für das Wachstum und die Sehkraft an und warnten z. B. vor der Gefahr des Rückenmarksschwundes. Der Abscheu vor der Onanie bei Kindern scheint in Amerika im 19. Jahrhundert zur Einführung von männlicher Genitalbeschneidung jenseits religiös begründeter

Riten geführt zu haben. »Eine Abhilfe für Masturbation, die bei kleinen Jungen fast immer erfolgreich ist, ist die Beschneidung [...] Die Operation sollte durch einen Chirurgen ohne Betäubung vorgenommen werden, da der damit verbundene Schmerz einen heilsamen Effekt auf den Geist hat, insbesondere wenn er mit der Vorstellung von Bestrafung verbunden ist.« (Kellogg, 1888). Harvey Kellogg hatte auch die brutale Idee, die Klitoris von Mädchen mit Säure zu verätzen.

Auch in sich aufgeklärt gebenden Gesellschaften wird über sexuelle Selbstbefriedigung noch eher schamhaft geschwiegen. Sie wird zwar toleriert, doch schwingt die Besorgnis von einem »Zuviel des Guten« oft mit. Selbstbefriedigung und die selbstbestimmte Lust am eigenen sexuellen Erleben ist zumindest wesentlich besser als

- unterwürfig um Sex zu betteln,
- Sex nur für Vorleistungen gewährt zu bekommen,
- Sexualität gegen den Willen einer anderen erwachsenen Person auszuagieren,
- zu einer Prostituierten zu gehen oder gar
- gegenüber Kindern sexuell übergriffig zu sein.

Die Kunst, sich lustvoll selbst zu befriedigen, ist für Hans-Joachim Maaz (2017) die Voraussetzung dafür, gemeinsam mit einem Partner das ganze Terrain der Lust zu erkunden. Doch wie Heike Melzer (2018) in ihrer sexualtherapeutischen Praxis beobachtet, können manche Menschen sich offenbar gar nicht mehr auf einen Partner einlassen, weil sie so ausgeklügelte Wege der Selbststimulation gefunden haben, die ihnen kein anderer Mensch bieten kann. Selbststimulation scheint heutzutage, angestachelt durch das allzeit verfügbare pornografische Material im Internet und raffiniert konstruierte »Womanizer«, Dildos, Vibratoren und Absauggeräte in einem Maße und in einer Intensität zugenommen zu haben, dass nicht wenige sich fragen, wozu sie einen Geschlechtspartner brauchen, wenn es ihnen ohne ihn viel besser und orgiastischer »kommt«. Nicht nur Männer, auch Frauen scheinen immer mehr Gefallen an den kleinen Maschinen zu finden, die ihnen auf Knopfdruck Hyperorgasmen besorgen. Das Geschäft mit der mechanisch erzeugten Lust boomt weltweit. Die Maschinen werden immer menschenähnlicher, und die Menschen, die sie verwenden, ähneln sich in ihren Trauma-Überlebensstrategien immer mehr den von ihnen geschaffenen Sextoys.

Penetration und Lust

Der menschliche Geschlechtsakt ist in seiner Besonderheit bemerkenswert. Ein Teil des männlichen Körpers, der Penis, dringt tief in die weibliche Scheide und damit in den Körper einer Frau ein. Das ist eine massive Grenzüberschreitung. Daher fürchten sich viele Frauen vor der männlichen Sexualität, und viele Männer haben Angst, von Frauen deswegen abgelehnt und zurückgewiesen zu werden. Es bedarf der ausdrücklichen Zustimmung der Frau, damit sie dieses Eindringen in ihren Körper nicht als einen Gewaltakt erlebt. Auch eine anale oder orale Penetration oder ein Zungenkuss sind massive Überschreitungen der körperlichen Grenzen des weiblichen Körpers. Es braucht daher ausdrücklich die Zustimmung der Frau, damit solche Praktiken von ihr nicht als Vergewaltigung empfunden werden.

Zu große Nähe eines anderen Menschen erzeugt normalerweise eine Stressreaktion und Adrenalinausschüttung. Damit geht aggressives Abwehr- oder Schutz suchendes Rückzugsverhalten einher. Im Normalfall sträubt sich bei einem Menschen alles dagegen, einen anderen Menschen oral, genital oder anal in sich eindringen zu lassen. Daher ist der Wunsch von Frauen verständlich, dass der Geschlechtsverkehr als eine Ausnahmesituation von ihnen selbst gewollt und als ein Akt des Miteinanders und der Liebe erlebt wird.

Umso besser also, wenn nicht nur der Mann, sondern auch die Frau beim Sexualakt Freude und Lust empfindet und einen Orgasmus bekommt. Oft werden sexuelle Kontakte erst durch das Vorspiel für beide Partner körperlich tief befriedigend, weil durch den Hautkontakt, das Streicheln, Küssen, das Sich-in-die-Augen-Blicken und Liebkosen Hormone (v.a. Oxytocin) entstehen, die ein Gefühl von Angstfreiheit, Wohlbehagen und Geborgenheit erzeugen. Durch meine eigene sexuelle Lust wecke ich die Lust bei meinem Geschlechtspartner, seine Lust stimuliert wiederum mein Begehren. So nehmen wir uns beide mit auf die Reise, den eigenen und den Körper des anderen immer mehr lustvoll aufzuladen, bis dann im Orgasmus beider Erregungen explodieren, sich auflösen und zu einer wohligen Entspannung führen.

Befruchtung und Mutter- und Vaterwerden

Kommt es durch einen Geschlechtsakt zur Befruchtung, hört die Sexualität für die Beteiligten nicht auf. Männer wollen weiterhin Geschlechtsverkehr. Bei den Frauen hingegen wird dieses Bedürfnis oft schwächer, weil in ihrem gesamten Organismus eine Umorganisation stattfindet, die sie darauf vorbereiten soll, Mutter zu werden. Doch kommt es vermutlich auch hierbei darauf an, wie psychisch gesund oder traumatisiert eine schwanger gewordene Frau ist, ob und wie viel Sex sie weiterhin haben will.

Schwangerschaft, Geburt, dem Neugeborenen die Brust zu geben oder den Hautkontakt mit ihm zu genießen sind ebenfalls zutiefst sexuelle Vorgänge für den weiblichen Körper. Wenn auch der Mann sich psychisch und körperlich auf die Vaterschaft einlässt, kann das für ihn ebenfalls ein Prozess sein, der seine sexuelle Identität dauerhaft verändert und prägt. Muttersein bedeutet Mutterwerden, gleiches gilt für den Vater: Vatersein ist Vaterwerden – körperlich, psychisch und sozial.

SEXUALITÄT UND PSYCHE

Typisch männlich – typisch weiblich?

Je komplexer die Hardware eines Lebewesens ist, desto differenzierter muss auch die Software werden, um diesen lebendigen Organismus durch sein Dasein zu bringen. Sex prägt die menschliche Psyche und diese Psyche steuert die Sexualität. Zu den reflex-, instinkt- und triebhaften Aspekten der Sexualität kommen bei uns Menschen neue Erlebnisqualitäten wie Gefühle, Imaginationen und Gedanken hinzu. Sexualität kann mit dem ganzen Spektrum menschlicher Gefühle verbunden sein wie (Vor-)Freude, Lust, Neugierde, Stolz, aber auch Angst, Ärger, Wut, Scham, Ekel und Schmerz – bei beiden Geschlechtern. Wir können in unserer Fantasie und unseren Träumen sexuelle Abenteuer erleben, uns bereits durch Vorstellungen in einen Zustand sexueller Erregung versetzen. Wir können unseren Verstand dazu nutzen, sexuelle Aktivitäten zu planen. Wir können abwägen, welche sexuellen Kontakte uns guttun und welche nicht. Wir können unseren Willen betätigen, um Ja oder Nein zu sagen.

»Männer sind vom Mars, Frauen von der Venus«, so lautet ein bekannter Buchtitel (Evatt 2017). »Warum Männer nicht zuhören und Frauen schlecht einparken« ist ein weiterer populärer Gedanke, der sowohl in Buchform wie als Kinofilm vorliegt (Pease und Pease 2010). Männer sind demnach vor allem rational, aktional und ergebnisfixiert, Frauen emotional, redebedürftig und beziehungsorientiert. Männer sind das vermeintlich starke Geschlecht, Frauen das schwache.[2] Es gibt zahlreiche Versuche, Unterschiede zwischen den Geschlechtern festzustellen und ihnen quasi naturgegebene Rollen im sozialen Miteinander zuzuschreiben: »Wollen Männer stets den nackten Körper der Frauen sehen, wollen Frauen immer die nackten Seelen der Männer besichtigen.« (Schwanitz 2001, S. 112)

Jeder Mensch ist ein Individuum und damit einzigartig in seinem Körperbau, seiner Psyche und seinen Handlungen. In der Tat sind Körper und Psyche von Frauen und Männern verschieden, weil sie beim Arterhalt unterschiedliche Aufgaben erfüllen. Ob aus diesen Unterschieden jedoch Gegensätze werden, liegt an der Art und Weise, wie Frauen und Männer sich selbst erleben, wie sie in eine Gemeinschaft hineinwachsen und wie sie es lernen, das andere Geschlecht zu erkennen. Wer die Welt des Geschlechtlichen nur aus der eigenen, eingeschränkten Perspektive wahrnimmt, sieht Frauen als unvollständige Männer oder Männer als nicht ausgereifte Frauen. Wer durch frühe Traumatisierungen seines Körpers und seiner Psyche gezwungen ist, Zuflucht in Überlebensstrategien zu nehmen, der macht sich auch über das andere Geschlecht mancherlei Illusionen. Er oder sie fühlt sich schnell bedroht und geht in Unterwerfungs- oder Dominanzhaltungen. Wenn dann zudem die gesamte Gesellschaft auf Konkurrenz statt auf Kooperation basiert[3], werden Intimität, Liebe, Partnerschaft, Elternschaft und berufliche Beziehungen schnell zu Schlachtfeldern, auf denen sich Männer und Frauen gegenseitig bekriegen. Es kommt dann nicht mehr darauf an, wer jemand als Frau oder Mann wirklich ist, sondern als was er den anderen erscheint. Schon von klein an können männliche Kinder den Spruch hören: Jungen weinen nicht! Und kleinen Mädchen wird gesagt, sie sollen artig und hübsch sein, damit sie später einen guten Ehemann finden. Wie Geschlechterstereotypien in mir selbst nachgewirkt haben, dazu folgendes Beispiel.

Tut »mann« das?

1957 geboren, bin ich mit den typischen Geschlechterstereotypien dieser Zeit aufgewachsen. Die Männer arbeiteten und verdienten das Geld, die Frauen machten den Haushalt und kümmerten sich um die Kinder. Den Dreck, den mein Vater zuhause durch Maurer- oder Holzarbeiten produzierte, mussten meine Mutter und wir Kinder wegräumen. Da meine Mutter auch arbeiten ging, hatten wir Kinder viele Pflichten im Haushalt zu übernehmen. So wurde ich als der Erstgeborene daran gewöhnt zu putzen, zu kochen, die Wäsche zu waschen, meine kleinen

Geschwister zu füttern, zu baden und zu wickeln. Auf diese Weise konnte ich immerhin etwas Lob von meiner Mutter einheimsen. Für alles, was wir Kinder sonst taten, galt stets die Warnung meiner Mutter: »Was sagen die Nachbarn!« Dieser Gedanke beschlich mich dann in der Tat, als ich Jahrzehnte später in meinem Haus in München die Wäsche im Garten aufhängte: »Was sagen die Leute, wenn sie mich dabei sehen? Tut ›Mann‹ so etwas?« Die Prägungen unserer Kindheit wirken solange nach, bis wir uns ihrer bewusst werden.

Was als männlich oder weiblich gilt, definiert sich wechselseitig. Was in einer bestimmten Epoche oder Generation als männlich oder weiblich angesehen wird, ist relativ und daher historischen Strömungen unterworfen. Das bürgerliche Ideal vom »Heimchen am Herd« ist das Ergebnis männlicher Vorstellungen von einer treuen Partnerin, die ihre Aufgabe darin sieht, Mann und Kinder zu versorgen. Das funktioniert so lange, wie genügend Frauen diese Sichtweise teilen und sich davon ein gutes Leben versprechen. Wenn Frauen erwarten, dass ein »richtiger Mann« einen hohen sozialen Status, also viel Macht und Geld haben soll, dann werden Männer, die Frauen als Sexualpartnerinnen haben wollen, vor allem danach streben, erfolgreich zu sein, um welchen Preis und mit welchen Mitteln auch immer. Wollen die Frauen in einer Gesellschaft hingegen mehrheitlich lieber Männer, die gefühlvoll sind, ihre Vaterrolle ernst nehmen und sozial verantwortlich handeln, dann werden sich Männer auch daran orientieren und ihr Konkurrenzverhalten überdenken müssen.

Die Vorstellung von einer natürlichen Geschlechterordnung hat nichts mit der real existierenden Natur zu tun. Denn in dieser zeigt sich, wie wenig festgelegt und äußerst variantenreich die biologischen Vorgänge rund um die Sexualität sind. So übernimmt z. B. das Stichlingsmännchen nach der Befruchtung die Bewachung des Laichs und die Brutpflege, während das Weibchen weiterzieht, um einen neuen Geschlechtspartner zu finden. Es gibt im Tierreich eine kaum überschaubare Vielfalt an Fortpflanzungsstrategien und -taktiken, die die weiblichen oder männlichen Einzelwesen der jeweiligen Gattung an den Tag legen. So kommen auch Homosexualität und Onanie in unterschiedlichen Formen vor. Stammesgeschichtlich scheinen wir Menschen den Schimpansen und Bonobos am nächsten zu stehen (de Waal 2019). Erstere haben oft aggressive, um die Weibchen konkurrierende Männchen in ihren Reihen, die die gesamte Gruppe in ihre Rivalitäten verwickeln. Letztere schlichten aufkommende Konflikte lieber mit Sex, gemäß dem Motto: Make love not war. Sie paaren sich nach Lust und Laune. Sex ist für sie keine Mangelware, die vermeintlich nur dem Fittesten zusteht (Miersch 2002). Manche Bonobos werden dadurch jedoch auch sexbesessen, und es gibt Männchen, die stecken ihr Glied in jede verfügbare Öffnung, und sei es nur ein Blechrohr.

»Survival of the fittest« ist ein oft missverstandenes Prinzip der Darwin'schen Evolutionslehre und wird leicht als Argument für den sogenannten Sozialdarwinismus missbraucht. Gegen eine »natürliche« Festlegung von uns menschlichen Männchen und Weibchen auf bestimmte Verhaltensweisen spricht auch das menschliche Gehirn als das Zentralorgan unserer Psyche. Es ist äußerst plastisch und nutzungsabhängig (Hüther 2009). Es ermöglicht die Ausbildung von Ich- und Willensfunktionen, die instinkt- und triebhafte Impulse bei Bedarf am Ausleben hindern können (Bauer 2015).

»Natur« ist eine Denkkategorie des menschlichen Verstandes. »Die Natur« gibt es gar nicht und »Natur« ist kein Subjekt, das bestimmte Ziele hätte und Zwecke verfolgen würde. Die Vorstellung von einer durch die Natur vorgegebenen Geschlechterordnung und für ewig festgelegten Rollen von Männern und Frauen ist ein ideologisches Konstrukt, um damit eigene Interessen als Mann oder Frau oder bestimmte Staats- und Herrschaftszwecke als allgemeingültig und nicht hinterfragbar zu behaupten. Diejenigen, die ihren Halt in einer vermeintlich von einem Gott oder Propheten gewollten Überlegenheit ihres Geschlechts suchen, führen ein von Angst und Aggression geprägtes schlechtes Leben. Alle starren Strukturen werden zudem über kurz oder lang brüchig und fallen in sich zusammen, wie der Blick in die Menschheitsgeschichte unschwer beweist.

Die grundsätzliche Frage ist bei uns Menschen daher: Wird Sexualität im Sinne der Kooperation von Männern und Frauen gelebt oder sind es Akte der Gewalt? Lieben und respektieren sich die Geschlechter oder rivalisieren und hassen sie sich? Vermutlich können nur wir Menschen uns bewusst dazu entscheiden, Sexualität in konstruktiven statt destruktiven Beziehungen auszuleben. Und auch das ist eine gute Botschaft unserer heutigen Zeit: Wir können uns dazu entscheiden, psychotherapeutische Hilfe in Anspruch zu nehmen, wenn wir mit unseren sexuellen Trieben und Begierden nicht mehr allein zurechtkommen. Wir können gemeinsam darauf hinwirken, Nationen- und Wirtschaftskonkurrenz sein zu lassen und den Kampf der Geschlechter zu beenden.

Sexuelle Vorbilder

Ablösung von Mutter und Vater

Die Entwicklung menschlicher Sexualität vollzieht sich nicht nur als körperlicher und psychischer Reifungsprozess. Die neue Generation braucht auch Orientierung über das, was im sozialen Rahmen, in den sie hineinwächst, sexuell angesagt ist und was nicht. Naheliegend nehmen sich Kinder zunächst ihre Eltern als Vorbilder, Mädchen ihre Mutter und Jungen ihren Vater – so er vorhanden ist. Wenn sie Glück haben, finden sie in ihren Eltern etwas Gutes zum Nachahmen. Sie können auch das Pech haben und auf sexuell verwirrte Erwachsene treffen. Ich zumindest hatte in meiner Kindheit und Jugend in meinen Eltern oder Verwandten keine guten Vorbilder.

Wem gegenüber bin ich loyal?

Ich habe in meiner Kindheit stets Partei für meine überforderte Mutter gegen meinen fordernden Vater genommen. Das hat mich innerlich gespalten. Mein Überlebens-Ich war bei meiner Mutter, mein Überlebenswille rebellierte gegen meinen Vater. Das war keine gute Voraussetzung für die Entwicklung meiner eigenen, gesunden sexuellen Identität. Ich war viel zu sehr und zu lange mit den Problemen meiner Mutter und den Konflikten zwischen meinen Eltern beschäftigt. Ich habe damit gehadert, dass sie immer wieder ein neues Kind in die Welt setzten, um das ich mich als der Erstgeborene dann kümmern musste.

Für Söhne ist die Abgrenzung ihrer Sexualität von der Sexualität ihrer Mutter komplizierter als für Töchter. Von Beginn an sind sie von weiblicher Sexualität umhüllt. In der Gebärmutter, während des Geburtsvorganges, beim Stillen und Getragenwerden sind sie im intimsten Körperkontakt mit ihrer Mutter, die zugleich eine Frau ist. Diese große Nähe kann sowohl vonseiten der Mutter sexualisiert werden, wenn sie durch das Geschlecht und den Körper ihres Sohnes erregt wird. Sie kann auch seitens des Sohnes in ein sexuelles Verhältnis rutschen, wenn ihn der weibliche Körper seiner Mutter sexuell erregt und er sich als Mann zu ihr hingezogen fühlt. Vielleicht spürt der Sohn sogar die sexuelle Bedürftigkeit seiner Mutter, wenn sie keinen Partner mehr hat.

Im Normalfall bleibt die Mutter für ihren Sohn die unerreichbare Frau. Gerade das kann wiederum seine sexuelle Erregung steigern und sein Verhalten Frauen gegenüber prägen. Um sich seiner Männlichkeit zu versichern, muss sich ein Sohn von seiner Mutter distanzieren und sich ihren mütterlichen wie weiblichen Verführungen entziehen. Das kann ein hartes inneres Ringen bedeuten, das ihm viel Energie kostet. Vermutlich ist das einer der Gründe dafür, warum Männer ihre Männlichkeit in erster Linie durch Abgrenzung von der Weiblichkeit, also in Abgrenzung von ihrer Mutter suchen. Sie klopfen sich z. B. beim Umarmen auf die Schulter und drücken sich mit viel Kraft aneinander, weil das nicht an die liebevolle Umarmung mit einer Frau erinnern soll.

Auch für eine Tochter kann die Ablösung von ihrem Vater ein zäher Prozess werden, wenn dieser die Nähe zu ihr erotisiert und sexualisiert, je älter sie wird und je attraktiver sie ihm im Vergleich zu seiner älter werdenden Frau erscheint. Die Neigung, sich seitens der Tochter an den »starken« Papa zu halten, ist umso größer, je »schwächer« und hilfsbedürftiger die eigene Mutter erlebt wird. Plötzlich können Töchter die Fantasie haben, sie seien eigentlich die bessere Frau für ihren Vater. Die Männerbeziehungen von Vatertöchtern sind dementsprechend kompliziert, weil ihr Vater weiterhin als Dritter mit im Bunde ist. Die altersgerechte Ablösung von ihrer Mutter gelingt einer Vatertochter auf diesem Wege ohnehin nicht.

Die inneren Kämpfe um die Desidentifikation mit Mutter und Vater können die gesunde Identitätsentwicklung, d. h. das Herausbilden des eigenen Ichs und des eigenen Wollens befördern. Sie scheitern, wenn aufgrund von Traumatisierungen sowohl aufseiten der Eltern wie aufseiten der Kinder die gesunden Ich- und Willensfunktionen bereits früh verloren gegangen sind. Eltern wie Kinder erleben dann weder echte Nähe noch kommen sie voneinander los. Sie klammern symbiotisch aneinander und stoßen sich aggressiv zurück. Sie wechseln ständig zwischen Opfer- und Täterhaltungen hin und her. Auch ihre sexuelle Identität bleibt dann unterentwickelt.

Peers und Internet

Spätestens ab der Pubertät werden Gleichaltrige zum Bezugspunkt sexueller und Identitätsfragen. Was ist angesagt: sich verführerisch zu kleiden, Haschisch zu rauchen, Alkohol zu trinken, Sport zu treiben, möglichst bald einen Freund oder eine Freundin zu haben, orale Befriedigung…? Auch das Internet bietet ein nicht überschaubares Angebot sexueller Darstellungen und Ratgeber an, um die eigene Neugierde zu befriedigen. Hier kann es allerdings zu profunden Missverständnissen kommen, wenn von wissbegierigen Jugendlichen aus pornographischen Videos der Trugschluss gezogen wird, so müssten sich Männer und Frauen idealerweise sexuell verhalten: Männer als die sexuellen Potenz-Dauerleister, Frauen als die allzeit bereiten Gespielinnen für das männliche Vergnügen. Die sozialen wie öffentlichen Medien, die wie Pilze aus dem Boden schießenden Dating-Portale tun ein Übriges, den noch unorientierten Heranwachsenden fragwürdige Vorbilder für Sexualität, Partnerschaft und Liebe zu offerieren. Auch in einer Gesellschaft, die sich als sexuell aufgeklärt versteht, ist gute Sexualberatung keinesfalls überflüssig. Die heutige Generation von Jugendlichen bräuchte wesentlich mehr kompetente Ansprechpartner dafür, wie sie mit der Flut von Sex, Pornographie und Dating-Angeboten, die ihnen das Internet in ihr Handy spült, für sich und andere konstruktiv umgehen kann (von Weiler 2014).

Die Entwicklung gesunder Sexualität braucht ein soziales Umfeld, das wohlwollend, unterstützend und aufklärend ist. Kinder und Jugendliche brauchen Orientierung an Erwachsenen, die ihre erwachende Sexualität weder verteufeln noch gleichgültig zusehen, was ihnen an Unausgegorenem in den Sinn kommt. Sie müssen insbesondere vor der Vorstellung gewarnt werden, dass ein anderer Mensch unser Besitz sein kann, um ihn sexuell wie einen Gegenstand zu benutzen. Denn so wird Sexualität zu etwas, was Menschen körperlich und psychisch zerstört – die Opfer wie die Täter. Heranwachsende müssen vor allem lernen, ihre explodierende Körperlust mit ihrer oft wenig entwickelten Beziehungsfähigkeit in Einklang zu bringen.

SEXUALITÄT UND LIEBE

Ursprung der Liebe

Wenn ich in meiner Weiterbildung an die Teilnehmerinnen und Teilnehmer die Frage stelle: »Was bedeutet Sexualität für mich?«, kommt vor allem von Frauen häufig die Antwort, sie könnten sich Sex ohne Liebe gar nicht vorstellen. Sie hätten sich immer darum bemüht, den Sexualverkehr als einen Akt der Liebe zu sehen. Passend dazu gibt es im Deutschen für den Sexualverkehr auch den Ausdruck »Liebe machen«.

Wenngleich zuweilen behauptet wird, Liebe entstünde aus Verliebtheit und sexueller Lust, so spricht doch mehr dafür, dass sie ihren Ursprungsort in der Mutter-Kind-Beziehung hat (Precht 2009, S. 162 ff.). Die liebende Fürsorge einer Mutter für ihr Kind und die bedingungslose Liebesbereitschaft eines Kindes seiner Mutter gegenüber scheinen der Urquell aller liebevollen Emotionen und Verhaltensweisen zu sein.

Seitens des Kindes ist seine Liebe anfangs eher instinkthaft. Sie ist ein Urbedürfnis wie das Essen und Trinken. Dieser Urinstinkt richtet sich passenderweise zunächst auf die eigene Mutter. Ist diese nicht erreichbar, hält diese kindliche Bindungsliebe nach möglichen Ersatzpersonen für seine Liebe Ausschau. Jemanden an sich zu binden, der einem Körperkontakt gibt, mit dem Lebensnotwendigen versorgt und vor Gefahren schützt, ist für ein Kind unerlässlich. Daher kann bereits vorgeburtlich ein sich mitentwickelnder Zwilling diese Liebe auf sich ziehen. Auch der eigene Vater oder eine Großmutter, eine Schwester oder eine Erzieherin können zur Projektionsfläche der kindlichen Liebeswünsche werden, dies umso intensiver, je weniger die eigene Mutter auf die Liebesäußerungen des Kindes reagiert. Selbst wenn niemand da ist, erfindet sich die kindliche Psyche in der Fantasie Ersatzobjekte und Ersatzeltern für seine Liebe. Manche Kinder, die sich von ihren Eltern nicht geliebt fühlen, glauben sogar, sie seien adoptiert worden, denn ihre richtigen Eltern würden sie mit Sicherheit lieben. Geradezu herzzerreißend ist das folgende Beispiel eines kleinen Mädchens, das meint, als Tierbaby hätte sie es viel besser getroffen denn als Menschenkind.

Ich bin eine Löwin

In einer Studienarbeit beschrieb eine Studentin von mir ein vierjähriges Kind, das behauptete, es sei gar kein Mensch, sondern ein Löwenkind. Zuweilen geht sie auf allen Vieren, verwandelt sich in einen Löwen und verkriecht sich unter einem Tisch. »I wanna go back to the grasland. I want to go, where the trees are green and the sky is blue. You know that I'm a lion. I miss my mummy and daddy so much. My real parents are lions like me. But they died in the jungle. So my human parents adopted me.«

»Ich will in die Steppe zurückgehen. Ich will dorthin gehen, wo die Bäume grün und der Himmel blau ist. Du weißt, ich bin ein Löwe. Ich vermisse meine Mama und meinen Papa so sehr. Meine wirklichen Eltern sind Löwen, so wie ich. Aber sie sind im Dschungel gestorben. Daher haben mich meine Menscheneltern adoptiert.« (Übersetzung F. R.)

Dieses Kind wurde von Geburt an von fremden Menschen betreut. Es wurde meist von einer Nanny zum Kindergarten gebracht und von dort wieder abgeholt.

Es ist eine Besonderheit des Mutter-Kind-Verhältnisses bei uns Menschen, dass dadurch starke, lebenslang anhaltende emotionale Bindungen aufgebaut werden, was so ausgeprägt im Tierreich nicht vorkommt. Zwar setzen sich brutpflegende Tiereltern mit hoher Hingabe und extremem Einsatz dafür ein, ihren Nachwuchs mit Nahrung zu versorgen und vor Feinden zu schützen, doch sind ihre Kinder für sie nach der Phase der Brutpflege wieder wie fremde Rivalen um Nahrungsquellen und Reviere. Sie hindern sie nur dabei, neuen Nachwuchs zu produzieren. Am Beispiel von Vögeln, die ihnen untergeschobene Kuckuckseier ausbrüten und großziehen, wird auch deutlich, dass ihr Brutpflegeverhalten von Instinkten (Auslösereizen wie aufgesperrte Schnäbel und

Bettelgeschrei) gesteuert ist und nicht von liebevollen Emotionen dem Nachwuchs gegenüber oder von immer tieferen Erkenntnissen, die sie durch die Brutpflege über ihre Jungen gewinnen. Ansätze einer emotionalen Bande entstehen im Tierreich nur dort, wo die Mutter-Kind-Beziehung über längere Zeiträume anhält und die Jungtiere, wie z. B. bei Elefanten, weiterhin im Gruppenverband bleiben können.

Die in der Mutter-Kind-Bindung entstandenen liebevollen Emotionen, das Dasein für das Kind, Interesse an ihm zeigen, es trösten und aufheitern, sich Zeit nehmen, es im Arm halten und liebkosen etc. können bei uns Menschen später auch in der Partnerschaft mit einem erwachsenen Menschen zum Tragen kommen. Wer als Kind gelernt und verspürt hat, was gesunde Liebe ist, wer sich von seiner Mutter und seinem Vater persönlich gesehen gefühlt hat, kann diese ausgereifte und mit dem eigenen Ich verknüpfte Liebe in seinen späteren Beziehungen weitergeben. Er wird allmählich durch sein eigenes Liebespotential auch immer mehr beziehungsfähig.

Daher kann die Liebe in einer Partnerschaft auch nur spärlich oder rein instinkthaft vorhanden sein, wenn die beteiligten Personen als Kinder keine oder nur wenig liebevolle Zuwendung erlebt haben und nie persönlich gemeint waren, wenn sich ihre Eltern um sie kümmerten. Dann überfordern die Partner sich gegenseitig im Versuch, vom jeweils anderen nun endlich die Liebe und emotionale Nähe zu erfahren, die ihnen als Kind von ihren Eltern versagt wurde. »Mein Mann/meine Frau sieht mich nicht!« ist eine in Therapien oft zu hörende Klage.

Da zu wenig und ungeliebte Kinder trotz allem weiter instinkthaft an ihren Eltern hängen und bis über deren Tod hinaus noch auf deren Liebe hoffen, kann diese verstrickte Bindung an die eigenen Eltern ein großes Hindernis für die Entwicklung einer altersadäquaten partnerschaftlichen Liebe darstellen. Im schlimmsten Falle liegen die eigenen Eltern als innere psychische Repräsentanzen noch mit im Ehebett. Der Partner wird mit einem Elternteil verwechselt, wird sowohl idealisiert wie kritisiert und hat kaum eine Chance, dagegen anzukommen.

Wir sollten ohnehin davon ausgehen, dass unsere Liebes- wie Sexualpartner nicht nur erwachsene Menschen sind, sondern in der Regel auch zahlreiche abgespaltene, also traumatisierte Kindanteile in sich tragen, die in vielen Situationen einer Partnerschaft leicht getriggert werden können. Daher sieht man sich oft scheinbar wie aus dem Nichts mit kindlichen Verhaltensweisen seines Partners konfrontiert und gerät ungewollt in eine Mutter- oder Vaterübertragung. Das Hier und Jetzt wird dann vom Dort und Damals überschattet. Daran scheitert so manche Partnerschaft, wenn diese Dynamiken blind ausagiert und nicht durchschaut werden. Auch ich erlebte mich früher mit meiner Ehefrau häufig in diesem Übertragungsmuster.

Wie meine Mutter!

Es ist mir heute peinlich, wenn ich daran zurückdenke, wie oft ich in den Anfangsjahren unserer Beziehung meiner Frau vorgehalten habe: »Du bist wie meine Mutter!« Natürlich gab es von ihrer Seite dann gleich das Kontra: »Du bist wie mein Vater!«

Wie die Liebe ist auch die Sexualität zu Beginn der psychischen Entwicklung eines Menschen zunächst instinkt- und triebhaft. In den neuronalen Netzwerken des Körpers und seinen hormonellen Regelkreisen sind Liebe und Sexualität unterschiedlich verortet. Daher stellt sich die Frage, wie beides miteinander in Austausch kommt. Liebe und Sexualität können im Zuge der Entwicklung eines Menschen miteinander verknüpft werden oder auch nicht. Instinkthafte Sexualität kann auch ohne Liebe auskommen. Sexuelle Stimulation, Erregung und Entladung geschieht auch ohne Liebesgefühle. Sexuelle Erregung kann sich sogar einstellen, wenn Angst, Aggressionen und Schmerz im Spiel sind. Die biologische Seite der Sexualität funktioniert auch dann noch, wenn die Beteiligten schwer traumatisiert sind. Dies zeigt u. a. die Tatsache, dass Kinder selbst dann gezeugt werden, wenn eine Frau vergewaltigt wird. Das erfahren derzeit viele Frauen leidvoll, die auf der Flucht vor Terror und Krieg aus ihren Herkunftsländern immer neuen Männerhorden in die Hände fallen und dabei schwanger werden. Es ist dann nicht zu erwarten, dass solche Mütter eine liebevolle Bindung zu ihrem Kind aufbauen, das mit Gewalt gezeugt wurde. Sie sind zwar auf der biologischen Ebene Mutter geworden, nicht jedoch auf der psychischen und sozialen.

Reift die instinkthafte kindliche Urliebe mit der liebevollen Förderung durch die Eltern und andere wohlwollende Personen zu einer mit Gefühlen und Wissen durchtränkten partnerschaftlichen Liebe heran, kann sie auch der Sexualität zu weiteren Reifungsprozessen verhelfen. Die Sexualität wird so immer besser eingebettet in die Gesamtpersönlichkeit. Sie kann in zwischenmenschlichen Beziehungen das Leben für alle Beteiligten bereichern und noch angenehmer machen. Liebe und Sexualität vereinen auf diesem Weg ihre unterschiedlichen psychischen und körperlichen Potenziale für ein gutes Leben der Beteiligten.

Verliebtsein, Sexualität und Partnerschaft

Wer sexuell hoch erregt ist, ist in Bezug auf einen möglichen Sexualpartner weniger wählerisch als jemand, der sich vorstellt, für seine Zukunft den passenden Menschen zu finden, mit dem er Sex haben und eventuell auch Kinder in die Welt bringen möchte. »Partnerschaft« ist etwas anderes als ein One-Night-Stand. Sie ist etwas Dauerhaftes und geht über den sexuellen Kontakt hinaus. Gemeinsame Interessen, Hobbys oder Projekte können der sexuellen Leidenschaft ein solides Fundament geben.

Was einen Menschen für einen anderen attraktiv macht, darüber gibt es viele Vermutungen: der Körperbau, das Gesicht, die Hände, unbewusst wahrgenommene Düfte und Gerüche, das Alter, der soziale Status, die Hautfarbe – vieles kann ein entscheidendes Moment dafür sein, dass sich ein Mensch in den anderen »unsterblich« verliebt und mit ihm Sex haben möchte.

Verliebtsein ist offenbar ein psychischer Ausnahmezustand, in den ein Mensch durch einen bestimmten Cocktail von Hormonen periodisch geraten kann (Precht 2009, S. 175 ff.). Das »Ziel des eigenen Begehrens« erscheint dann in einem rosafarbenen Licht. Es werden nur seine Vorzüge und kaum Nachteile an ihm wahrgenommen. Die Gedankenwelt verengt sich auf diese Person, deren Nähe gesucht und auf deren positive Erwiderung in Liebesangelegenheiten gehofft wird. Sich selbst möchte man ebenfalls im allerbesten Licht erscheinen lassen. Man versucht, die eigenen Mängel zu überdecken und keine Schwächen offenkundig werden zu lassen. Hormone wie Adrenalin, Dopamin, Serotonin erzeugen in ihrer speziellen Mischung einen Übererregtheitszustand mit Schmetterlingen im Bauch, Herzflattern, weichen Knien, leicht hervorzurufender Schamesröte, Schlaflosigkeit und Verzweiflung, wenn der Geliebte (noch) nicht da ist, sich nicht meldet oder tagelang verschollen bleibt.

Wird das Verliebtsein durch den Wunschpartner beantwortet, können beide für eine gewisse Zeit auf Wolke 7 schweben, schlaflose Nächte mit wildem Sex verbringen, die Welt um sie herum vergessen und sich der Illusion immerwährender Liebe hingeben. Doch über kurz oder lang verschwindet dieser psychische Sonderzustand des Verliebtseins. Das können maximal ein bis zwei Jahre oder auch nur ein paar wenige Tage oder Stunden sein. Dann schaltet die Psyche wieder in ihren Normalzustand und der Alltag holt die Verliebten oft mit aller Härte aus ihren Träumen zurück. Die hormonelle Angleichung der Psyche (Männer produzieren in der Verliebtheitsphase weniger und Frauen mehr Testosteron) verschwindet und macht die Betroffenen wieder weniger tolerant für die Eigenheiten des jeweils anderen. Plötzlich nervt, was zuvor »süß« oder »niedlich« war. Was zur Gewohnheit wird, verliert allmählich seinen Reiz.[4]

Ob die ehemals Verliebten dann weiterhin als Paar zusammenbleiben oder auf den nächsten Verliebtheitszustand hoffen und gleich wieder Ausschau nach dem obercoolen Märchenprinzen oder der ultimativen Superfrau halten, ist von Fall zu Fall verschieden. Wer dauerhaft zusammenbleibt, kann zumindest von süßen Erinnerungen an die Zeit des Verliebtseins zehren und wird dadurch möglicherweise manch harte Alltagsauseinandersetzung mit seinem Lebensgefährten überstehen. Die Partnerschaft wird damit zur Chance, sich persönlich weiterzuentwickeln, wenn man sich bei Konflikten die Frage stellt: »Was hat das, worüber wir uns gerade streiten, mit mir und meiner Biografie zu tun? Was wiederhole ich im Hier und Jetzt, was ich in meiner Kindheit schon erlebt habe? Welches Psychotrauma von mir inszeniert sich da gerade?« So kann eine dauerhafte Partnerschaft zum Motor für persönliches Wachstum werden. Wer sich schnell trennt, wird sich in einer neuen Beziehung schnell wieder mit den gleichen Problemen konfrontiert sehen.

Partnerschaften können einen sicheren Rahmen bieten, innerhalb dessen sich jeder persönlich weiterentwickeln kann. Sie können aber auch zum lebenslangen Gefängnis werden. Ob das eine oder das andere zutrifft, hängt nach meinen Erfahrungen davon ab, ob die Partner als Kinder traumatisiert worden sind und deshalb unbewusst dazu gezwungen sind, die in ihrer Kindheit geprägten Muster an Trauma-Überlebensstrategien in der Partnerschaft stets aufs Neue zu inszenieren. Die Liebe, die wir als Kind von Mutter und Vater nicht bekommen haben, werden wir auch als körperlich Erwachsene von einem Partner nicht erhalten können. Partnerschaften können nur dann konstruktiv gestaltet werden, wenn sie nicht durch die traumatisierenden Erfahrungen aus der jeweils eigenen Kindheit belastet werden. Hans-Joachim Maaz hat ein aus meiner Sicht sehr umfassendes Konzept für eine »neue Beziehungskultur« entwickelt, mit dem sich auseinanderzusetzen für jedes Paar lohnend sein dürfte (Maaz 2018).

Sexualität und Elternschaft

Der biologische Sinn des Verliebtseins ist die Zeugung von Nachwuchs. Da das Verliebtsein den Wunsch nach Kindern verstärkt und die Bereitschaft zu Monogamie und dauerhafter Paarbildung fördert, ist das eine gute Grundlage dafür, dass aus verliebten Partnern auch gleich Eltern werden. Daher wird die Schwangerschaft bei einer verliebten Frau die Folge sein, sofern sie nicht verhütet hat.

Es scheint, dass der Kinderwunsch bei Frauen im Allgemeinen stärker ist als der von Männern. Frauen verändern sich durch die Mutterschaft auf beiden Ebenen: körperlich wie psychisch. Sie erhalten durch das Muttersein in den meisten Gesellschaften auch einen höheren sozialen Status. In manchen Gesellschaften genießen Frauen ohne Kinder so gut wie kein Ansehen. Allein das ist für viele schon ein wichtiges Motiv, Mutter zu werden. Allerdings kommt es auch bei Männern vor, dass sie nicht wegen der Kinder Vater werden wollen, sondern um den sozialen Status »Vater« zu erreichen und eine »Familie« zu gründen, weil das von den eigenen Eltern, der Gesellschaft oder ihrer Religion so erwartet wird. Manche homosexuellen Paare entwickeln enorme Energien, um ihren

Kinderwunsch sogar auf kostspieligen und illegalen Wegen zu erfüllen, damit auch sie sagen können: »Wir sind eine Familie und damit normal.«

Kinder stellen jedoch Partnerschaften auf eine harte Probe. Das sexuelle Verlangen einer schwangeren Frau geht oft zurück. Auch nach der Geburt will sie sich emotional und muss sie sich praktisch mehr dem Kind widmen als dem Mann. Sie will auch nicht gleich wieder schwanger werden, solange sie noch ein kleines Kind zu versorgen hat. Schwangerschaft, Geburt und Kinderpflege sind anstrengende Vorgänge. Sie zehren den Körper einer Frau aus, formen ihn um und machen ihn für ihren Mann oft sexuell weniger attraktiv als zuvor. Zuvor gepflegte Illusionen von Glück und Familie können immer brüchiger werden. Im Folgenden ein Beispiel eines Teilnehmers aus meiner monatlichen Männergruppe, den eine Selbstbegegnung auf den Boden seiner Realität zurückholte. Ausführliche Darlegungen über die Anliegenmethode als Therapieverfahren der Identitätsorientierten Psychotraumatheorie (IoPT) und die Resonanztechnik finden sich im Abschlusskapitel dieses Buches. Das Anliegen wird in diesem Text immer kursiv, die Resonanzgeber werden in Großbuchstaben geschrieben.

Mein Weg?

Ein Mann, der vor kurzem geheiratet hatte und Vater einer Tochter geworden war, formulierte das Anliegen: *Ich bin auf meinem glücklichen Weg.*

Sein Resonanzprozess zeigte ihm allerdings das Gegenteil. Er ist innerlich orientierungslos, ohne Verbindung mit sich und eher auf dem Weg, immer mehr weg von sich selbst zu sein. Sein ICH entpuppte sich als eine Überlebensstrategie: intellektualisierend, auf die Partnerin und die Tochter hin ausgerichtet und nicht in der Lage, sein inneres psychisches Geschehen wirkungsvoll zu steuern. Als Hintergrund tauchte die Kindheitsgeschichte des Anliegeneinbringers auf, in der er schon früh auf sich allein gestellt war, während sich seine Eltern bis aufs Messer befehdeten. Er kämpfte sich allein durch, erfüllte brav, was von ihm verlangt wurde. Er ist bis heute seiner ihn vernachlässigenden Mutter loyal ergeben. Der Kindanteil, der durch den Resonanzgeber für AUF

sichtbar gemacht wurde, war daher wütend auf ihn und fühlte sich auch jetzt noch von ihm verraten. Erst als er den in seiner Kindheit abgespaltenen Schmerz ansatzweise zulassen konnte, fand eine Annäherung seiner aufgespaltenen inneren Strukturen statt. Sein Überlebens-Ich stellte sein rationalisierendes Gerede ein, setzte sich auf den Boden und machte den Weg frei für etwas Neues.

Männer, die durch eine Eheschließung vielleicht darauf gehofft hatten, mit einer festen Partnerin für immer ihre garantierte sexuelle Befriedigung zu bekommen, werden schnell eines Besseren belehrt. Sie verlieren durch ein Kind ihre emotionale und körperliche Sonderstellung bei ihrer Frau. Viele reagieren darauf verärgert und frustriert, ziehen sich auf ihre Arbeit oder ihre Hobbys zurück oder schauen sich über kurz oder lang heimlich nach potenziellen Alternativen um.

Für Männer ist es oft schwer zu akzeptieren, durch das eigene Kind bei ihrer Frau in die zweite Reihe zurückgesetzt zu werden. Zudem ist das Kind emotional vor allem an die Mutter gebunden und nimmt seinen Vater in den Anfangsjahren durch den Filter seiner Beziehung zu seiner Mutter wahr. Erst wenn das Kind älter ist, kann es ihm und seinem Vater gelingen, einen direkten Draht zueinander zu bekommen, der nicht durch die Beziehung zur Mutter eingefärbt ist.

Die Vorstellung, durch ein zweites Kind könnte eine notleidende Partnerschaft, die durch einen Ehevertrag amtlich bestätigt ist, wieder zu alter Frische aufblühen, ist eine weitverbreitete Illusion. Ohne den Zweck des Zusammenseins mit seinem Partner neu zu bestimmen und die aus der eigenen Kindheit mitgenommenen Konflikte zu bearbeiten, führt das zweite Kind erst recht dazu, dass sich die Partner in unlösbare Konflikte verwickeln und sich am Ende trennen. Nur eine vertiefte Reflexion und die Arbeit an den eigenen Kindheitsthemen, um Elternschaft, Liebe, Intimität und Sexualität erneut in ein für beide Partner erfreuliches Verhältnis zu bringen, kann das verhindern. Viele Mütter stehen daher schnell als Alleinerziehende mit zwei kleinen Kindern da und sind großen Armutsrisiken ausgesetzt. Die Väter gehen oft eine Zweitehe ein und gründen eine Zweitfamilie, deren längere Haltbarkeit allerdings auch nicht garantiert ist.

So haben es dann viele Kinder mit der Tatsache getrennt lebender Eltern zu tun, die sich daran abmühen, ihre weiter schwelenden Partnerschaftskonflikte von ihrer Elternschaft so gut es geht zu trennen und das Chaos von Patchwork-Familien zu managen (Koschorke 2013).

Bleiben sexuell frustrierte Paare dennoch zusammen, besteht für die Kinder ein erhöhtes Risiko, zu Ersatzpartnern oder heimlichen wie offenen Objekten sexueller Begierden ihrer Eltern zu werden. Mütter suchen dann zu viel Nähe zu ihren Söhnen und Väter machen ihren Töchtern in unangemessener Weise den Hof.

Wenn die Sexualität in einer langjährigen Partnerschaft immer mehr einschläft, besteht auch das Risiko, dass einer der Partner, oft sind es die Männer, beginnt, ein Doppelleben zu führen. Ein Mann sagt dann z. B. zu seiner Partnerin, er hätte ein wichtiges Geschäftsmeeting, und in Wirklichkeit geht er zu einer Prostituierten. Er nutzt jegliche Gelegenheit, wenn die Partnerin abwesend ist, sich in pornographischen Internetportalen zu betätigen und sich so intensiv selbst zu befriedigen, bis er die Lust an der Partnerin gänzlich verliert. Oder er hält sich heimlich eine Geliebte und täuscht und belügt die Ehepartnerin in einem Ausmaß, dass klar ist: Wenn das alles auffliegt, ist die Ehe zu Ende, weil dann auch die Bemühungen seiner Frau, das alles gar nicht mitbekommen zu wollen, nicht mehr aufrechtzuerhalten sind.

Familie und Beruf

Selbst wenn sich Paare entschließen, gemeinsam und gleichberechtigt als Eltern für ihre Kinder da zu sein, stößt diese Absicht schnell an die Grenzen einer konkurrenzorientierten Wirtschaftsweise. Frauen haben oft nur die Wahl zwischen drei stressreichen Möglichkeiten:

- die Erziehung der Kinder in Vollzeit zu übernehmen und dadurch finanziell vom Gehalt ihres Mannes abhängig zu sein,
- Teilzeit zu arbeiten und die Versorgung der Kinder mit schlechtem Gewissen an Kinderkrippen, Kindertagesstätten und Horte abzugeben,

- Vollzeit zu arbeiten mit noch mehr schlechtem Gewissen, den Mutterpflichten nicht nachzukommen, die Kinderbetreuung so weit wie möglich extern zu organisieren (z. B. die Kinder für einige Jahre zu den Großeltern zu geben) und dennoch einen Vollzeit-Hausarbeitsjob machen zu müssen.

Reproduktionsarbeit zählt in einer auf Wirtschaftskonkurrenz und Geldvermehrung ausgerichteten Gesellschaft nichts im Vergleich zur Lohnarbeit, die vor allem den Geldreichtum der Besitzenden vergrößert. Das führt zu Absurditäten wie diesen: Eine Erzieherin gibt ihr Kind in eine Krippe, um dann selbst in einer anderen Kinderkrippe fremde Kinder zu betreuen.

Selbst wenn die Väter die Bereitschaft haben, sich mehr um die Kinder und den häuslichen Alltag zu kümmern, zwingt sie die Konkurrenz in der marktwirtschaftlichen Berufswelt meist dazu, Vollzeit tätig zu bleiben. Vollzeit »nur« Vater sein ist in den meisten Gesellschaften ebenfalls keine angesehene Rolle. Durch das Modell Kleinfamilie und den Zwang zur beruflichen Mobilität stehen heutzutage in den industrialisierten Staaten traditionelle familiäre Unterstützer-Netzwerke wie Großeltern, Tanten oder Onkel ohnehin meist nicht mehr zur Verfügung.

Möglicherweise entscheiden sich unter solchen Umständen nur diejenigen Väter beim Kind zu bleiben (während die Mütter gleich wieder arbeiten), die dadurch ihre nicht erfüllten eigenen kindlichen Bedürfnisse und ihre eigene Sehnsucht nach Mütterlichkeit ausleben. Das ist auch keine gute Voraussetzung für das Kind, das für seine gesunde Identitätsentwicklung eigentlich einen in sich klaren und erwachsenen Menschen als Gegenüber braucht.

In kapitalistischen Gesellschaften wird die Ideologie verbreitet, Bildung sei Grundlage für den persönlichen Lebenserfolg und den wirtschaftlichen Erfolg des Staates, in dem man groß wird. Daher werden die familiären Beziehungen wegen der Berufstätigkeit beider Eltern immer mehr außer Kraft gesetzt. Schon in Kinderkrippen und Kindertagesstätten wird auf »Bildung« und kognitive Entwicklung gesetzt. Die emotionalen Bindungsbedürfnisse der Kinder werden dabei systematisch ignoriert, wodurch dann in großer Anzahl psychisch gestörte statt lebenstüchtige Menschen geschaffen werden (Hüter 2018).

Auch wenn ihnen materiell nichts fehlt, sind Kinder, die schon von früh an von einer Fremdbetreuungsstelle zur nächsten weitergereicht werden, die psychisch Leidtragenden. Säuglinge wünschen sich keine Kinderkrippe, in der sie den ganzen Tag warten müssen, bis ihre Eltern sie wieder zu sich nehmen (Sulz et al. 2018). Durch die zu frühe und zu lange Trennung entwickeln sie keine sicheren Bindungen an ihre Mütter und Väter. Das Fundament für eine stabile psychische Entwicklung bildet sich bei ihnen nicht aus. Sie sind innerlich im Dauerstress (Grossmann und Grossmann 2004). Und noch mehr: Diese Kinder werden durch die langandauernde Trennung von ihren Eltern psychisch traumatisiert und müssen sich früh von ihren Gefühlen abspalten (Freund 2014).

Daher stellt sich grundsätzlich die Frage, weshalb Paare Kinder bekommen, wenn sie aufgrund ihrer Lebenslage dafür keine ausreichende Zeit haben, die notwendigen materiellen Mittel nicht aufbringen können und oft auch kein intrinsisches Interesse daran haben, für dieses Kind da zu sein und ihm zu einem gesunden Wachstum zu verhelfen. Welchen Sinn macht es, Kinder in die Welt zu setzen, um sie dann von Beginn an möglichst oft losbekommen zu wollen, zu vernachlässigen, zu bedrohen, zu bestrafen und letztlich auf das Schwerste zu traumatisieren?

SEXUALITÄT UND IDENTITÄT

Entwicklung gesunder sexueller Identität: Ich = Ich

Wer bin Ich? Was will Ich? Das sind die Grundfragen, wenn es um Identität geht. Logisch gesprochen: Es geht um den Begriff von einem selbst. Warum bin ich so, wie ich bin?

Ich definiere Identität als die Summe aller eigenen Lebenserfahrungen, die ein Mensch von Anbeginn seiner Existenz macht und wie er darauf als Subjekt reagiert. Sein eigenes Leben beginnt, nachdem sich die Eizelle seiner Mutter mit einer Samenzelle seines Vaters vereinigt hat. Einnistung in der Gebärmutter, Wachsen mit Plazenta und Nabelschnur, möglicherweise vorgeburtlich vorhandene Geschwister, Geburtsvorbereitungsphase, Geburtsprozess, unmittelbare Zeit nach der Geburt sind alles wichtige und prägende Erfahrungen, die zwar unbewusst erlebt werden, die Persönlichkeit eines Menschen jedoch schon früh dauerhaft formen. Dessen bin ich mir aufgrund meiner psychotherapeutischen Arbeit mittlerweile sehr sicher. Ich habe es auch durch die Arbeit an mir selbst deutlich so erfahren.

Identität ist körperliches und psychisches Dasein zugleich, was in erster Linie durch das Fühlen der Realität zustande kommt. Gesunde Identität ist das bedingungslose Ja zum eigenen Dasein. Sie ist Lebenskraft, Lebenswille und Lebensfreude. Sie ist nicht von etwas Äußerem, also auch nicht von Beziehungen abhängig. Sie ist die Voraussetzung für zwischenmenschliche Beziehungen und das In-Beziehung-Treten mit der Mitwelt.

Der Herausbildung eines bewussten Ichs kommt für die Entwicklung einer gesunden Identität eine zentrale Rolle zu. Das Ich als Referenzpunkt für die eigene Entwicklung ist von Anfang an vorhanden. Es ist eine Sonderfunktion der menschlichen Psyche, die sich bis zum zweiten Lebensjahr auch im Bewusstsein und in der Sprache eines Menschen verankern kann (Bauer 2015). Nur wer klar ICH fühlen und später auch sagen kann, ist bei sich. Weil ein Mensch nur eine Person mit einem Körper ist, können auch keine zwei Ichs nebeneinander in einer gesunden Psyche existieren. Mehrere Ichs gleichzeitig sind ein deutliches Zeichen von traumabedingter psychischer Spaltung. Das innere Dasein eines solchen Menschen bewegt sich in mehreren Realitätsebenen, von denen mindestens eine illusionär ist. Das nächste Beispiel zeigt dies deutlich.

Wer bin Ich?

Ruth hatte folgendes Anliegen: *Ich will gesund ich sein* (siehe Abbildung 1).

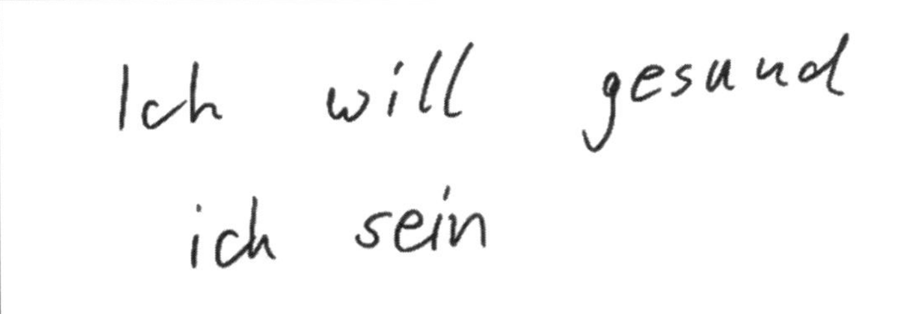

Abbildung 1: Warum steht hier zweimal Ich?

Bei diesem Therapieprozess stellte es sich heraus, dass das kleingeschriebene »ich« Ruths Vater ist, der sie von klein an bis zu ihrem fünften Schuljahr sexuell traumatisierte. Ruths Mutter, die Ruth als viertes Kind gar nicht mehr haben wollte, stellte sie ihrem Mann von Anfang an für dessen sexuelle Bedürfnisse zur freien Verfügung. »Ich sein« war für Ruth bis dato gleichbedeutend, für den Vater da zu sein und sich um ihn zu kümmern. So konnte sie ihren Urschmerz verdrängen, von ihrer Mutter nicht gewollt zu sein.

Das eigene gesunde Ich ist die höchste Autorität in der Psyche eines nicht traumatisierten Menschen. Es gibt darüber nichts Höheres. Dieses Ich kann auch durch keine andere Person oder Institution ersetzt oder auf diese übertragen werden. Wir können z. B. die Verantwortung für unsere körperliche und psychische Gesundheit nicht an Ärzte oder Psychotherapeuten delegieren. Diese können uns nur mit ihrem Können und Wohlwollen in unserem Selbstheilungsprozess hilfreich zur Seite stehen. Umgekehrt heißt das auch: Wir können nicht die Verantwortung für das Ich einer anderen Person übernehmen oder beanspruchen. Für die eigene Psyche ist jeder selbst die oberste Instanz.

Identifikationen: Ich = Du

Der von mir definierte Begriff von Identität unterscheidet sich von der geläufigen Vorstellung, Identität habe mit Herkunft, Wurzeln und Zugehörigkeit zu tun. Logisch betrachtet ist das der Fehler, Ursachen mit Bedingungen und Voraussetzungen gleichzusetzen. Aus meiner Sicht findet hier eine Verwechslung der Begriffe »Identität« und »Identifikation« statt. Identität bedeutet im Wortsinne, dass etwas mit sich selbst übereinstimmt: Ich = Ich, d. h. auf beiden Seiten des Gleichheitszeichens steht die gleiche Qualität, und es ist nichts Fremdes mit hineingewoben. Identifikation hingegen ist ein Vorgang, bei dem sich jemand in seiner Vorstellung mit etwas gleichsetzt, das außerhalb von ihm liegt, also Ich = Du = meine Mutter, mein Vater, meine Geschwister, meine Familie, mein Geburtsort, mein Heimatland, mein Fußballclub, mein Beruf, mein Besitz … Das ist ein logischer Widerspruch: Ich bin das, was ich nicht bin, da es außerhalb von mir existiert.

Bei der Vielzahl von Möglichkeiten, sich mit etwas Äußerlichem zu identifizieren und die Bedingungen der eigenen Existenz aufzulisten, nimmt es nicht wunder, wenn Menschen gar nicht genau sagen können, was nun alles zu ihrer vermeintlichen Identität gehört und was nicht (Sprache? Essensgewohnheiten? Religion? Kultur? Landschaft?). Vollends verwirrend wird dieses falsche Identitätskonzept, wenn die Phänomene, mit denen ein Mensch sich identifiziert, in sich selbst widersprüchliche Qualitäten haben:

- wenn also die Mutter zuweilen liebevoll, oft aber auch hart und brutal ist,

- wenn die Familie, in die man hineingeboren wurde, einen gar nicht haben wollte, einem dann dennoch das Studium finanziert hat,
- wenn sich einem das Land, mit dem man sich identifiziert, als Schutzmacht darstellt und man zugleich von diesem Land als Soldat in den Krieg geschickt und das eigene Leben dadurch aufs Spiel gesetzt wird etc.

Identität = Sprache?

Häufig wird auf die gemeinsame Sprache verwiesen, um Zusammengehörigkeit und Verbundenheit als Grundlage für die vermeintliche eigene Identität zu begründen. »Wir« sind z. B. »Deutsche«, weil wir alle »deutsch« sprechen. Zweifelsohne erleichtert die »Mutter«sprache die Verständigung mit denen, die auch diese Sprache gelernt haben. Dennoch sind Sprachen nur ein Mittel zum Zweck der Kommunikation, nicht mehr und nicht weniger. Selbst innerhalb der Staatsgrenzen der Bundesrepublik Deutschland gibt es viele Dialekte, die so unterschiedlich sind, dass sich z. B. Menschen aus dem Norden der Republik mit anderen aus dem Süden oft nur schwer unterhalten können.

Falls ich den Dialekt sprechen würde, der meine Mutter-Sprache ist, könnten mich nur wenige verstehen, wenn ich Vorlesungen, Vorträge oder Seminare halte. Daher bin ich froh, die deutsche Hochsprache oder Englisch soweit zu beherrschen, dass ich damit meine publizistische und psychotherapeutische Arbeit gut machen kann.

Es kommt meines Erachtens zudem darauf an, welcher unserer inneren Anteile gerade spricht. Wenn wir aus unserem gesunden Anteil heraus reden, verwenden wir andere Worte, Begriffe und Satzkonstruktionen als wenn unsere Psychotrauma-Überlebensstrategien das Wort führen. Es gibt eine Syntax, Semantik und Pragmatik der Opferhaltungen und ebenso eine Tätersprache. Es wäre lohnend, dem mit wissenschaftlichen Studien weiter auf die Spur zu kommen. Das folgende Beispiel zeigte mir, wie das Festhalten am Dialekt, der in der Familie gesprochen wird, bis dato verhinderte, dass der Anliegeneinbringerin ihr sexuelles Trauma in seinem ganzen Ausmaß bewusst wird.

Muttersprache = Tätersprache

In einer therapeutischen Arbeit fiel mir auf, dass der Dialekt der Anliegeneinbringerin eine Identifikation mit ihrer Großmutter ausdrückte. Dieser mit abgehackten Sprechmustern, Einsilbigkeit und Satzfragmenten operierende Dialekt eignet sich gut dafür, Opfer- und Täterhaltungen auszudrücken, weil er wenig Kommunikationsangebote macht, sondern eher depressive oder aggressive Sprechakte darstellt.

Zuschreibungen: Du = Ich

Bei den Menschen, die sich mit ihrer sozialen und natürlichen Umwelt identifizieren, stehen ihre symbiotischen Bedürfnisse, also ihre Wünsche nach Zugehörigkeit, Geborgenheit und emotionalem Rückhalt im Vordergrund. Diejenigen, die sich eine Identifikation mit ihnen wünschen, wollen hingegen diese Identifikationsbereitschaft für ihre Zwecke nutzen. Daher unterstützen sie diese falsche Vorstellung von Identität und schreiben den betreffenden Menschen auch gern etwas zu, was sie angeblich sind: Du = jemand, der zu unserer Kultur gehört, der sich an unsere Sitten, Gebräuche und Gesetze hält, der macht, was von ihm erwartet wird. Es ist nahe liegend, dass vor allem jene dieses falsche Identitätsverständnis fördern, die selbst nicht klar fühlen, wer sie sind, und davon einen Vorteil haben, dass jemand nicht klar zwischen »Ich« und »Wir« unterscheiden kann. Diese Ausbeuter von psychischer Verwirrung haben damit leichtes Spiel, um ihre finanziellen und Machtkalküle mit unselbstständigen und abhängigen Menschen zu betreiben.

Das folgende Beispiel war für mich die Wiederspiegelung patriarchaler Familienverhältnisse in Reinform: Mann, Punkt. Alles andere – Frauen und Kinder – ist darin eingeschlossen.

Wer ist ICH?

Veronikas Anliegen lautete *Ich bin will.* (Abbildung 2). Bereits die Schreibweise deutet an, dass BIN und WILL zwischen dem ICH und dem Punkt (.) eingeklemmt sind.

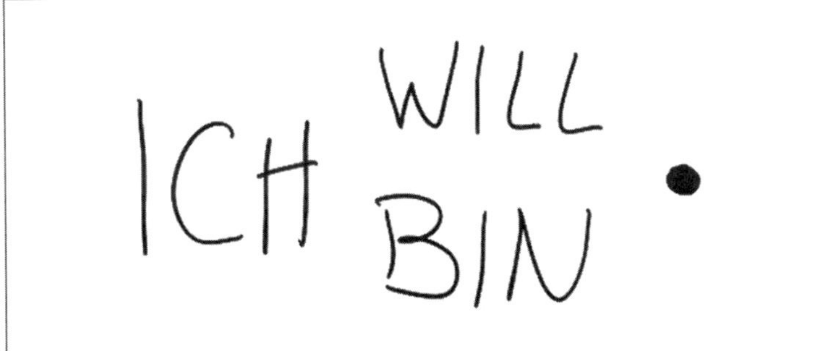

Abbildung 2: Wer ist ICH?

Im therapeutischen Prozess stellte sich heraus, dass ICH Veronikas Vater war, d. h. Veronika hatte sich mit ihm identifiziert. Veronika hatte für dieses ICH eine weibliche Resonanzgeberin ausgesucht, diese aber fühlte sich klar männlich. Sie war auch gleich zu Beginn des Prozesses in die Mitte des Raumes getreten. Der PUNKT hatte sich vor diese Resonanzgeberin hingekniet und hätte ihr fast die Füße geküsst.

Veronika ist das einzige Kind ihrer Eltern. Ihre Mutter wollte eigentlich keine Kinder. Mehrere Schwangerschaften hatten bei ihr zu Fehlgeburten geführt, ehe Veronika mit viel Glück ihre Kaiserschnittgeburt überlebte. Veronika war also das einzige überlebende Kind ihrer Eltern. Es gab sie vor allem deswegen, weil ihr Vater in seiner patriarchalen Manier auf seinem Recht bestanden hatte, Kinder zu bekommen, koste es seiner Frau, was es wolle. Daher bewunderte auch ein Anteil von Veronika ihren Vater, weil es sie aufgrund dieser Haltung von ihm gab. Dass sie für ihn aber nur Mittel zum Zweck war, seine Männlichkeit zu beweisen, blendete sie dabei aus. In ihren Beziehungen zu Männern hatte sie diese unterwürfige Haltung in ihrem Leben weiterhin praktiziert. Erst im Verlauf der Gespräche mit der Resonanzgeberin für das BIN in ihrem Anliegen wurde ihr diese Realität bewusst. Schließlich rollten Tränen aus ihren Augen. Sie begann, den Schmerz über ihr Nicht-Gewollt-, Nicht-Geliebt- und nicht Geschützt-Sein zu fühlen.

Vergleiche, Abgrenzungen, Konkurrenz: Ich ≠ Du

Auch wer seine Identität darin sucht, dass er sich mit anderen vergleicht (»Bin ich so gut im Bett wie der frühere Partner?«, »Bin ich hübsch genug?«) oder sich von ihnen abgrenzt (»Ich will nie so werden wie meine Mutter/mein Vater!«) oder meint, stets besser, schneller, hübscher, kräftiger etc. sein zu müssen als seine Mitmenschen (»Ich habe den schönsten Busen!«, »Mein Penis hat die größte Länge!«), verfehlt es zu begreifen, wer er selbst tatsächlich ist und was er noch werden könnte. Denn auch durch das Vergleichen, Sich-Abgrenzen und Konkurrieren geht der Blick sofort von sich selbst weg und fixiert sich auf andere.

Dieser Tendenz wird durch das Moment der intra- und intersexuellen Geschlechterkonkurrenz, das der Biologie der Sexualität innewohnt, leider Vorschub geleistet. Wer andere übertrumpfen und ausbooten muss, um beim Sexualakt und bei der Fortpflanzung zum Zuge zu kommen, ist in ständiger Hypervigilanz für das, was andere vorhaben und tun. Er lebt in fortwährender Angst, dass andere besser, schneller oder schlauer sein und den eigenen Status und Rang als Sexualpartner gefährden könnten. Daher sind die momentan in der Alpha-Position befindlichen Lebewesen in einem Zustand von Dauerstress. Dies mag unter anderem ein Grund dafür sein, dass wesentlich weniger Männer als Frauen psychotherapeutische Hilfe suchen. Sie fürchten, durch den Blick nach innen, ihren Status als potenten und überlegenen Mann zu verlieren. Für diese Form von Männlichkeit ist es auch die größte Ehrverletzung, wenn die eigene Frau mit einem anderen Mann Sex hat oder auch nur Zärtlichkeiten austauscht. Ein »gehörnter« Mann zu sein, gilt in patriarchalen Gesellschaften als die größtmögliche Beschämung und Schande. Geschieht so etwas, rasten solche Männer aus und schrecken nicht davor zurück, ihre Partnerin zu schlagen oder sogar umzubringen.

Ich bin, was ich nicht bin?

Es wird sich kein Mann seiner eigenen Identität gewahr, wenn er nicht so sein will wie Frauen. Ebenso wenig entdecken Frauen ihre Identität, wenn sie meinen, sensibler und gefühlvoller zu sein als Männer.

Heterosexuelle Männer verstehen sich selbst kein bisschen mehr, wenn sie sagen: »Ich bin doch nicht schwul!« Die sexuelle Orientierung allein ist ohnehin nur ein Teilbereich der Identität eines Menschen.

Weil es leider zum Stereotyp von Männlichkeit gehört, sich von Frauen dadurch abzugrenzen, möglichst keine Gefühle zu zeigen, die der eigenen inneren Realität angemessen wären (»Ich bin doch keine Heulsuse!«, »Dieser Psychoquatsch ist Frauensache!«), haben es Männer noch schwerer als Frauen, ihre Identität zu leben. Ohne Fühlen gibt es keine reale Identität! Denken bringt lediglich geschraubte Identitätskonstrukte zustande.

Die Definition der eigenen Identität über das, was jemand nicht ist, kann auch zu depressiven Zuständen führen: Ich = kein Partner = kinderlos = kein Geld = keinen akademischen Abschluss etc. Es mag schmerzhaft sein, etwas zu vermissen, was man gern hätte, dennoch besteht darin nicht die eigene Identität. Partner, Kinder, finanzieller Reichtum oder Doktortitel können die eigene innere Leere nicht füllen. Wer den Bezug zum eigenen Ich nicht hat bzw. aufgrund seiner traumatisierenden Lebenserfahrungen aufgeben musste, muss zuerst diesen Ich-Kontakt in sich selbst wieder etablieren. Erst dann kann das Äußere als etwas hinzukommen, was das eigene Leben tatsächlich bereichert. Beziehungen mit anderen Menschen sind ein Zu-Satz und kein Er-Satz für das eigene Ich.

Sexuelle Identität

Nach meiner Erfahrung werden Menschen, die aufhören, sich mit anderen zu vergleichen, sich von ihnen abzugrenzen, mit ihnen zu konkurrieren und stattdessen damit beginnen, sich selbst zu entdecken, insgesamt ausgeglichener, friedlicher und kooperativer. Sie leben gesünder. Identität heißt also, sich selbst zu erkennen und zu begreifen: Wer bin Ich? Hinzu kommt als weitere Frage: Was will ich in meinem Leben? Diese Fragen sind nur dann zu beantworten, wenn sich das eigene Ich und der eigene Wille im Laufe des Lebens herausbilden konnten und nicht aufgrund von frühen Traumatisierungen bereits im Anfangsstadium aufgegeben wurden (Ruppert und Banzhaf 2017).

Was bedeutet also schließlich Identität im Zusammenhang mit der eigenen Sexualität? Egal ob ich in einem weiblichen oder männlichen Körper stecke, ich muss versuchen zu begreifen, wie sich meine Sexualität von Beginn meines Lebens an entwickelt hat. Welche Hindernisse wurden ihr dabei in den Weg gelegt und was hat mir geholfen, meine Sexualität als Teil meiner selbst anzunehmen und zu leben? Körperlich Frau- oder Mannsein ist nur eine allgemeine Grundlage dafür, das eigene Subjektsein in seiner Einzigartigkeit zur Geltung zu bringen – auch auf dem Gebiet der Sexualität. Sexualität ist Körperlichkeit. Wenn jemand seinen Körper als fremd empfindet, stellt sich die Frage, warum das so ist. Die Trennung von Psyche und Körper ist nach meiner Ansicht bereits eine Folge von Trauma und bedarf daher der Aufklärung. Wie konnte so etwas geschehen?

Sofern meine Entwicklung nicht durch Psychotraumata in Mitleidenschaft gezogen wurde (dazu später), kann meine Sexualität Teil meines gesunden Gesamtorganismus auf der materiellen, energetischen wie informationellen Ebene sein:

- Ich bin
- mit meinem eigenen Willen,
- mit meinen eigenen Gefühlen, Vorstellungen, Gedanken und Handlungen,
- mit meinen Bedürfnissen,
- in meinem Körper,
- in Kontakt mit der Realität,
- in konstruktiven Beziehungen.

Ist Sexualität auf diese Weise ganzheitlich mit Identität verknüpft, geht es nicht um die bloße Vermehrung, um den schnellen Sex, um sexuelle Superorgasmen, um sexuelles Funktionieren in einer Partnerbeziehung, um den Partner bei Laune zu halten, um einen sozial anerkannten Status zu erlangen oder darum, eine Familie zu gründen. Es geht um uns Menschen als Subjekte und die Frage: Welche Formen gelebter Sexualität fördern ein eigenes gutes Leben in einer sozialen Gemeinschaft zum Wohle aller Beteiligten, den Frauen, den Männern und den Kindern?

Welche Sexualität ist »normal«?

Dass Männer Frauen sexuell attraktiv finden und umgekehrt Frauen Männer, ist der Normalfall und Sinn und Zweck der geschlechtlichen Form der Vermehrung. Es kommt jedoch in allen Gesellschaften vor, dass ein Mann einen anderen Mann sexuell attraktiv findet oder sich eine Frau in eine andere Frau verliebt und mit ihr intimen Kontakt haben möchte. Wie häufig das ist, darüber gibt es wenig verlässliche Zahlen. Zwischen ein und fünf Prozent gehen hier die Einschätzungen auseinander.

Warum sich jemand zum gleichen Geschlecht hingezogen fühlt, darüber gibt es unterschiedliche Ansichten: Gene und Hormone werden dafür ebenso in Betracht gezogen wie psychologische Entwicklungsverläufe (Poiani 2010). Dabei ist es, psychologisch gesehen, eigentlich gar nicht verwunderlich, wenn Frauen sich körperlich zu Frauen hingezogen fühlen, weil sie damit unbewusst weiter nach der Liebe ihrer Mutter und deren Körperkontakt suchen. Bei Männern liegt es ohnehin nahe, dass sie weiterhin Frauen bevorzugen, die ihnen wie ihre Mutter Nähe, Geborgenheit und körperliche Zärtlichkeit geben. Warum sonst würden Männer weibliche Brüste so unwiderstehlich finden? Es kann aber auch sein, dass sich ein Mann unbewusst nach der Vaterliebe sehnt, die er als Kind nie bekommen hat, wenn er einen Mann attraktiv findet.

Eine Fortpflanzung kann durch gleichgeschlechtlichen Sexualkontakt nicht stattfinden, weshalb konservative Zeitgenossen Homosexualität gern als widernatürlich darstellen, moralisch ächten und am liebsten gesetzlich verbieten möchten. Durch den Fingerzeig auf das, was als »unnormal« angesehen wird, wird zugleich das, was jemand selbst tut, mit dem Gütesiegel der Normalität versehen und jeglicher kritischer Auseinandersetzung entzogen.

In modernen westlichen Gesellschaften wird bereits die Frage nach möglichen Ursachen für Gleichgeschlechtlichkeit und andere außergewöhnliche Formen des Auslebens der Sexualität als politisch unkorrekt, weil möglicherweise diskriminierend hingestellt. Das ist einerseits ein löbliches Ansinnen, Menschen nicht wegen ihrer sexuellen Orientierung oder Vorlieben, die vom Mainstream abweichen, zu verurteilen, zu pathologisieren oder sich das Recht herauszunehmen, ihnen Gewalt anzutun, wie das in vielen Ländern weltweit leider noch immer der Fall ist. Homosexuelle Menschen werden von manchen gesellschaftlichen Gruppierungen leicht als Sündenböcke gebrandmarkt und in Täter-Opfer-Dynamiken verwickelt, um von sich selbst und den eigenen Taten abzulenken (Amendt 1979, 121 ff.). Viele Probleme homosexueller Männer und Frauen entstehen erst daraus, dass sie als Minderheit gesellschaftlich diskriminiert werden, damit sich die Mehrheit trotz des Ausmaßes an sexuellen Traumatisierungen, die in den Gesellschaften vorhanden sind, als »normal« fühlen kann. Auf solchen Wegen werden in Gesellschaften häufig Psychotrauma-Überlebensstrategien mit dem Gütesiegel der »Normalität« geadelt.

Allerdings ist nicht allen Betroffenen damit geholfen, die Fragen nach möglichen Ursachen ihres Sexuallebens zu tabuisieren und gleichsam alles als gleich-gültig zu behaupten, was es an sexuellen Praktiken im Bereich der Homo-, Trans- oder Bisexualität gibt, und seien sie noch so entwürdigend, schmerzhaft und sämtliche Schamgrenzen ignorierend. Denn »schwul«, »lesbisch«, »bi« oder »trans« zu sein, kann auch die Folge von erlittener kindlicher Vernachlässigung, von Ungeliebtsein und sexueller Traumatisierung in Kindheit und Jugend und sogar noch von Vergewaltigungserlebnissen im Erwachsenenalter sein. Die eigene Sexualität kann als Psychotrauma-Überlebensstrategie fungieren, um erneuten Täterkontakt zu vermeiden, oder eine Reinszenierung jener rohen sexuellen Gewalt oder Verführungsszenarios darstellen, die jemand bereits in seiner Kindheit erlitten hat.

Das kann auch bei heterosexuell orientierten Menschen der Fall sein. Auch von ihnen kann Sexualität in verschiedener Hinsicht als Ablenkungsstrategie von ihren Traumagefühlen missbraucht und zum Aufbau einer Pseudoidentität verwendet werden. Sexuelle Erregungszustände und Superorgasmen können dazu dienen, Einsamkeit und innere Leere zumindest für eine gewisse Zeit zu überspielen. Extreme, mit Gewalt und Schmerz verbundene Sexualpraktiken können eine Wiederholung von Täter-Opfer-Beziehungen aus früher Kindheit darstellen. Riskanter Sex mit der Möglichkeit, sich tödliche Infektionen einzufangen, kann

Ausdruck eines Todeswunsches sein, den abgespaltene Anteile aufgrund ihrer frühen Traumatisierungen hegen. Leider neigen traumatisierte Gesellschaften dazu, Psychotraumata zu normalisieren. Das gilt insbesondere für den Bereich der Sexualität.

Künstliche Befruchtung

Ob das boomende Geschäft der künstlichen Befruchtung und »Leihmutterschaft« tatsächlich die »normale« und akzeptable Lösung für homosexuelle Paare darstellt, ihren Kinder- und Familienwunsch zu erfüllen, muss meines Erachtens ebenfalls mit mehreren Fragezeichen versehen werden. Oft werden die Armut und Ungebildetheit der jungen Frauen, die z. B. in Indien oder Lateinamerika als Leihmütter rekrutiert werden, ausgenutzt (Lenzen-Schulte 2015). Zum anderen stellt sich mir aus bindungstheoretischer Sicht die Frage, wie das werdende Kind eine Mutter erlebt, die, vertraglich geregelt, keine Bindung zu ihm aufbauen darf? Von der es gleich nach der Geburt wieder getrennt wird? Die, wenn es sich um eine Eizellspende handelt, genetisch gar nicht seine Mutter ist? Wie geht dieses Kind bewusst und unbewusst damit um, wenn es später einmal erfährt, dass es zwei Mütter hat, eine genetische und eine, in deren Bauch es die ersten Lebensmonate verbracht hat? Wie geht es einer Mutter, die nach der Entbindung das Kind nicht mehr sieht (stern.de 2017)? Wie abgespalten von sich und ihren Gefühlen muss sie bereits sein, damit ihr das gelingt?

Mehrlingsschwangerschaften, vorgeburtliche Tötung überschüssiger »Embryonen« und Kaiserschnitt-Entbindungen, um die Erfolgsraten bei der künstlichen Reproduktion zu erhöhen, werfen aus psychotraumatologischer Perspektive weitere, empirisch kaum geklärte Fragen auf. Wie bei Adoptionen bereits hinlänglich bekannt, dürfte auch hier das Verschweigen der Entstehungszusammenhänge für die Kinder weitere psychische Probleme erzeugen. Zumindest erlebe ich es in meiner Praxis tagtäglich, wie sehr die vorgeburtlichen Erfahrungen die Psyche eines Menschen nachhaltig prägen. Frühe Psychotraumata haben lebenslang schwerwiegende Folgen (Ruppert 2014).

Transgender

Auch beim Thema »Transgender«[5] schlagen die Wogen der öffentlichen Diskussion zuweilen sehr hoch. Die einen sehen in der Neigung mancher Kinder, sich dem anderen Geschlecht zugehörig zu fühlen, nur eine weitere Spielart von Sexualität, die nicht pathologisiert und gegebenenfalls mit hormonellen und chirurgischen Maßnahmen unterstützt werden sollte (WDR 2017). Andere warnen davor, die möglichen psychologischen Hintergründe einer gestörten Geschlechtsidentität zu ignorieren (Preuss 2016). Meines Erachtens sollten Menschen mit einer »Trans«-Sexuellen Orientierung zumindest dazu ermutigt werden, nach möglichen Traumaursachen in ihrer Biografie zu forschen, bevor sie den chemischen und chirurgischen Weg wählen und sich vom Mann zur Frau oder von der Frau zum Mann umoperieren lassen. Warum habe ich diese oder jene Idealbilder von Männlichkeit oder Weiblichkeit in meiner Vorstellung? Warum fühle ich mich davon besonders angezogen, obwohl mein Körper diesen Geschlechtsvorstellungen nicht entspricht? Warum lehne ich meinen Körper ab und mute ihm sogar das Abschneiden meiner Genitalien oder Brüste zu?

Technisch und hormonell machbar ist heutzutage vieles. Solche Operationen sind zumindest auf der körperlichen Ebene traumatisierend und führen nur scheinbar zu einer vollständigen Geschlechtsumwandlung auf der körperlichen Ebene. Verabreichte Geschlechtshormone verursachen ein künstliches, von außen gemachtes Körper- und Gefühlserleben, das zum Erliegen kommt, wenn die Hormongaben ausbleiben. Ob nicht Bindungsstörungen und ein Psychotrauma das Sich-fremd-Fühlen im eigenen Körper verursachen könnten, sollte daher ausgiebig und sorgfältig geprüft werden. Als mögliche Ursachen für die Spaltung zwischen Psyche und Körper kommen aus meiner Sicht in Frage:

- Die Eltern haben sich dieses Kind mit einem anderen Geschlecht gewünscht.
- Sie haben zuvor ein Kind des anderen Geschlechts verloren und haben den Verlust nicht ausreichend betrauert.
- Mütter senden aufgrund ihrer eigenen sexuellen Traumatisierung

unbewusst an das Kind die Botschaft aus: »Du bist als Junge oder Mädchen nicht richtig«.

- Oder es gibt noch eine symbiotische Verstrickung mit einem im Mutterleib früh gestorbenen Zwilling des anderen Geschlechts.

Es wenden sich nur wenige Menschen unmittelbar wegen ihrer sexuellen Orientierung an mich. Beim folgenden Fallbeispiel ließ sich die Tochter mehr von ihrer besorgten Mutter dazu überreden, eine Selbstbegegnung zu machen, als das von sich aus zu wollen.

Ich will meinen Busen abschneiden

In einer therapeutischen Sitzung mit einer reflektierten jungen Frau, die sich die Brüste abschneiden lassen wollte, um ein Junge zu werden, gewann ich den Eindruck, sie will sich das Ursymbol der Mütterlichkeit deshalb wegoperieren lassen, weil sie sich damit von ihrer dominanten Mutter abzugrenzen versucht, an die sie emotional nicht herankommt und gegen die sie auf der Vernunftsebene keine Chance hat. Ich sagte ihr daher, es würde sie in ihrer Identitätsentwicklung meines Erachtens wesentlich weiterbringen, wenn sie, anstatt ihren Busen abzuschneiden, zunächst die noch immer vorhandene psychische Nabelschnur mit ihrer Mutter durchtrennt. Leider ist sie zu keinem weiteren Termin mehr erschienen.

SEXUALITÄT UND GESELLSCHAFT

Sexualität und traditionelle Gesellschaften

Mit der Globalisierung treffen im 21. Jahrhundert menschliche Gesellschaften, die sich über Jahrtausende unabhängig voneinander entwickelt haben, mit ihren unterschiedlichen Werthaltungen in Bezug auf Sexualität direkt aufeinander. Das hat viele Konflikte zur Folge. Es entwickelt sich so ein Neben- und Gegeneinander traditioneller und moderner Sexualpraktiken teilweise auf engstem Raum. Beim gesellschaftlichen Aspekt der Sexualität geht es nicht nur um Einstellungen und Verhaltensweisen, die von einer Generation zur nächsten tradiert werden. Es geht auch um politische Macht und wirtschaftliche Interessen, die mit der Sexualität und den sexuellen Bedürfnissen der Mitglieder einer Gesellschaft verknüpft sind. Durch Gesetze, moralische Regeln oder religiöse Dogmen versucht jede Gesellschaft der potenziellen Anarchie sexuellen Begehrens irgendwie Herr zu werden.

Hat, biblisch gedacht, Eva Adam verführt und beiden damit das göttliche Paradies genommen? Oder sind es in Wirklichkeit die Männer, die mit ihrer sexuellen Triebhaftigkeit Frauen unablässig verfolgen und ihnen damit das Leben zur Hölle machen? Da die Weltreligionen das Produkt männlicher Religionsstifter sind, wird in ihnen die weibliche Sexualität aus der Perspektive männlicher sexueller Interessen interpretiert. Oft wird behauptet, die Sexualität von Frauen sei maßlos begierig, unersättlich und schmutzig. Männer müssten sich vor ihr in Acht nehmen und sie begrenzen und kontrollieren, damit sie ihr nicht verfielen und kein gottgefälliges Leben mehr führen könnten. Es sei die weibliche Sexualität und deren Hang zur Untreue, die die »Ehre« der Männer in Gefahr bringe. Angst vor Menstruationsblut, Jungfräulichkeitswahn, Keuschheitsgürtel und weibliche Genitalverstümmelung sind unter vielem anderen die Folgen dieser Sichtweise. Wird eine Frau vergewaltigt, ist nicht sie das Opfer, sondern der Mann, dem sie »gehört«. Sie ist die eigentliche Täterin, die dann an den Pranger gestellt, ausgepeitscht oder gesteinigt werden muss. Seit Freud (1856–1939) wird dieser psychische Mechanismus als »Projektion« bezeichnet: Ich verlagere meine eigenen psychischen Strukturen in mein Gegenüber hinein. Dieses erscheint mir dann als der Täter und ich bin sein Opfer. In Wahrheit jedoch bin ich der Täter und mache andere zum Opfer meiner nicht bewältigten inneren Konflikte.

Patriarchale Gesellschaften

Die religiösen Deutungen der weiblichen Sexualität gehen Hand in Hand mit der gesamtgesellschaftlichen Dominanz von Männern, in deren Händen der materielle Besitz und die Verfügung über die ökonomischen wie militärischen Gewaltmittel liegen. In patriarchalen Gesellschaften meinen Männer, sie hätten einen Anspruch auf den Körper der Frauen und dürften ihn für die Befriedigung ihrer sexuellen Bedürfnisse benutzen, wann immer sie das möchten. In solchen Gesellschaften erwerben die Männer daher durch eine Eheschließung das Besitzrecht an Frauen und Kindern. »Starke«, weil durch die Geschlechterstereotypen empathie- und gefühllos gewordene Männer sollen »schwache« Frauen beschützen, die angeblich in ihren Gefühlen untergehen. Ehearrangements und Mitgiftregeln erzwingen im gesellschaftlichen Maßstab die Unterwerfung der heiratsfähigen Kinder, und seien sie noch so jung, unter das Diktat eines männlichen Familienoberhauptes.

Männer nehmen sich hier auch das Recht heraus auszurasten, wenn sie sexuell frustriert sind. Sie steigern sich dann in eine grenzenlose Wut und Eifersucht ihren Frauen wie ihren Kindern gegenüber hinein. Sie nehmen keinerlei Rücksicht und zerstören blind, was um sie herum ist. Dass sie dadurch noch mehr in die Isolation geraten und kaum noch jemand sie freiwillig und ehrlich liebt, verstehen sie nicht, weil sie sich beharrlich weigern, sich mit ihrer eigenen Psyche zu befassen. Das Frauenbild patriarchal geprägter Männer ist gespalten: Da gibt es die »Heiligen« – die eigene Mutter, die unerreichbare Geliebte – und die »Huren« – all jene Frauen, die man ungestraft vergewaltigen darf.

Frauen passen sich diesen Verhältnissen, so gut es geht, an. Bezeichnend für patriarchale Gesellschaften ist folgende Aussage einer verwitweten indischen Frau: »Wenn du als Frau allein bist, glauben viele Männer, dich schlecht behandeln zu können. Ich habe einen Nachbarn, der mich oft belästigt. Er ist wirklich unangenehm. Ich wünschte, mein Mann wäre noch bei mir. Selbst wenn er ein Trinker wäre oder sich mit anderen Frauen herumtreiben würde, wäre das immer noch besser, als gar keinen Mann zu haben.«[6]

Weil diese Frauen aufgrund ihrer Traumatisierungen den Kontakt mit sich selbst schon früh aufgeben mussten und sich schwach und ohnmächtig fühlen, suchen sie im Außen nach Halt. Da die Mehrheit der Frauen um sie herum auch schwach und unterdrückt ist, finden sie kaum Hilfe bei einer anderen Frau. Scheinbare Stärke wird ihnen von den Männern in solchen Gesellschaften vorgespiegelt. Obwohl diese Männer Täter sind, weil sie selbst innerlich schwach und haltlos sind, erscheinen sie den Frauen als ihre Retter und Beschützer. Aus weiblicher Perspektive mutet es logisch an, sich dann gleich am stärksten und mächtigsten Mann zu orientieren. Auch die Töchter haben wenig Anlass, sich ihre Mutter zum Vorbild zu nehmen, da diese dem Vater untergeordnet ist. Selbst ihre Brüder werden von ihrer Mutter ja mehr respektiert als sie. Die Mütter bewundern ihre Söhne, weil die Geburt eines Sohnes ihnen einen höheren Status zuweist als die Geburt einer Tochter. Ihre Töchter erleben sie oft nur als Last.

In einer patriarchalen Gesellschaftsordnung manipuliert die Mutter ihre Kinder, ihren Trauma-Überlebensstrategien zu Diensten zu sein. Sie zwingt ihren Söhnen und Töchtern die tradierten Geschlechtsrollen auf, aus denen sie sich selbst nicht befreien kann. Die Kinder haben kaum eine Chance, sich gegen diese totalitären Übergriffigkeiten ihrer beiden Eltern zu behaupten, um eigene Lebensvorstellungen, geschweige denn Vorstellungen von ihrer eigenen Sexualität zu entwickeln. Ihr gesamtes psychisches Erleben wird von einem traumatisierten Vater und einer traumatisierten Mutter in Beschlag genommen, die, von ihrem psychischen Reifegrad aus betrachtet, selbst noch Kinder sind. Eigenes Fühlen und Denken und die Entwicklung einer eigenen Identität ist in diesem sozialen Rahmen somit weitgehend ausgeschlossen.

Ein besonders drastisches Beispiel für dieses soziale Gefängnis sind Gesellschaften, die auf einer Verstümmelung der Genitalien der Mädchen beharren. Um eine »richtige Frau« zu werden, werden Mädchen ihre Klitoris und/oder ihre kleinen und großen Schamlippen mit einer Rasierklinge, einem Messer oder einem anderen scharfkantigen Gegenstand abgeschnitten. Nur beschnitten wären sie ehrbar und hätten eine Chance, einen Mann zu bekommen, der sie heiratet. Nur dann könnten sie Kinder bekommen. Die »Beschneidung« wird oft im Beisein der eigenen Mütter, Tanten und Großmütter durchgeführt. Diese in ihrer Wahnsinnigkeit nicht zu überbietenden Grausamkeiten werden u. a. damit begründet, dass die Frauen sonst sexuell unersättlich und ihren Männern untreu würden. Die psychischen wie körperlichen Konsequenzen dieser Genitalverstümmelungen sind ungeheuerlich. Je nach ihrem Umfang leiden Frauen, sofern sie diese Prozedur überhaupt überleben, ein Leben lang unter dauerhaften Schmerzen beim Urinieren, beim Sexualverkehr, während der Menstruation und beim Kindergebären. Sie vertrauen niemandem mehr. Später werden sie selbst zu gefühllosen Täterinnen ihren eigenen Töchtern gegenüber (Javakhidze 2018).

Mit etwas weniger körperlichen, aber auch heftigen psychischen Folgen läuft die Genitalbeschneidung bei männlichen Babys und kleinen Jungen ab: mit der mehr oder weniger radikalen Entfernung der Vorhaut, die die Peniseichel überwölbt und schützt. Diese Prozedur gehört ebenfalls zum festen Bestandteil traditioneller patriarchaler Gesellschaften. Auch dem männlichen Nachwuchs wird von den traumatisierten Gemeinschaften, in die sie hineingeboren werden, keine Chance auf die gesunde Entwicklung ihrer körperlichen wie psychischen Sexualität gelassen. Hier wird mit dem Verweis auf kulturelle und religiöse Sitten sogar in den sich aufgeklärt gebenden Gesellschaften Toleranz geübt, was bedeutet: Kleine Jungen werden den wirren Ideen ihrer Eltern, Verwandten und religiöser Führer hilflos ausgeliefert und systematisch sexuell traumatisiert. Ich habe bei einigen Männern, die sich mit ihrer Beschneidung auseinandergesetzt haben, miterlebt, wie schmerzvoll und beschämend dieser Vorgang für sie war.

Um es im Rahmen meiner Psychotraumatheorie zu verorten: Das Patriarchat ist der gesellschaftliche Ausdruck männlicher Täterhaltungen als Trauma-Überlebensstrategien. Ihr körperlicher und psychischer Schmerz und ihre Scham werden von Männern in Aggression und Empathielosigkeit verwandelt, um das eigene Opfersein abzuwehren. Auch Männer werden nur dann zu Trauma-Tätern, wenn sie zuvor Trauma-Opfer geworden sind. Das ist in solchen Gesellschaften fast ausnahmslos der Fall, weil sie von traumatisierten Müttern ausgetragen, geboren und großgezogen werden, die ihnen keine wirkliche Liebe geben können, weil sie von ihren Gefühlen abgespalten sind. Ihre Psyche wird von früh an traumatisiert. Sie ist voller Angst, unterdrückter Wut und vollgestopft mit falschen Liebeskonzepten und Liebesillusionen. Im Patriarchat kommen daher die weiblichen Opferhaltungen zur Blüte, durch die es auch die Frauen vermeiden, sich mit der Realität ihrer eigenen Traumatisierungen zu konfrontieren. Hier wirkt gesamtgesellschaftlich ein Teufelskreis, der sich selbst in Gang hält und der von Generation zu Generation weitergegeben wird.

Wo die Religion den Rang einer Staatsideologie hat, wie das u. a. im mittelalterlichen Europa der Fall war oder in streng islamischen Ländern, im orthodoxen Judentum oder im amerikanischen Bible Belt[7] heute noch immer ist, wird Sexualität insgesamt als unrein und ekelig definiert. Jede Form von Sexualität außerhalb der von der Religion zum Zwecke der Fortpflanzung geduldeten Ehe wird als Gottlosigkeit, Unkeuschheit, Sünde und Verbrechen gebrandmarkt und, wo das rechtlich noch erlaubt ist, mit Kerkerhaft, Auspeitschen, an den Pranger stellen und Verbannung aus der Gemeinschaft bestraft. Es findet eine geradezu manische Beschäftigung mit »Ehebruch«, »Unkeuschheit« oder »Hurerei« statt, um so eine gottesfürchtige, fromme Gesellschaft zu gewährleisten (Dabhoiwala 2014). Wer aus einer solchen Zwangsgemeinschaft ausbricht, dem wird mit Verachtung und ewiger Verdammnis gedroht.[8]

Matrilineare Gesellschaften

Es gibt nur wenige traditionelle Gesellschaften, die nicht patriarchal organisiert sind. In diesen matrilinearen Gemeinschaften (u. a. Hopi-Indianer in Nordamerika, Tuareg in Afrika, Mosuo in China) gehen die Frauen durch eine Partnerschaft oder Eheschließung nicht in das Besitztum eines Mannes über. Sie tappen in solchen Gemeinschaften nicht unweigerlich in die Armutsfalle, weil sie ökonomisch nicht von einem Mann abhängig sind, wenn sie Kinder bekommen. Es ist hier auch nicht von Belang, wer der Vater eines Kindes ist. Frauen wählen sich ihre Liebhaber aus, beide führen eine »Besuchsbeziehung«. Die Männer bleiben, wie z. B. bei den Mosuo, weiterhin im Haus ihrer Mutter wohnen, sie erziehen die Kinder ihrer Schwestern und Nichten mit und machen sich dort als Arbeitskräfte für den Clan nützlich (Coler 2010). Sexualität wird diskret gelebt.

Dagmar Margotsdotter beschreibt die Menschen der Mosuo, die sie bei ihrem Besuch am Lugu-See in China kennenlernte, wie folgt: »Sie sind entspannt, gesund und fröhlich, einander zugewandt und fürsorglich, für sich selbst bescheiden und wohlwollend auf das Gegenüber schauend. Sie leiden nicht an Stress, Fettleibigkeit, Magersucht oder anderen Süchten wie viele von uns, nicht an Konkurrenz und Isolation, nicht an Gier und Eifersucht.« (Margotsdotter 2016, S. 280)

In matrilinearen Gesellschaften gibt es ein starkes Wir-Gefühl in Bezug auf den eigenen Mutterclan, das durch Ahnenkulte und naturreligiöse Bezüge auf die Mütterlichkeit kultiviert und an die folgende Generation tradiert wird.

Da die vom chinesischen Staat als Minderheiten anerkannte Ethnien für den Tourismus zur Verfügung stehen müssen, werden bei solchen Kontakten zwischen Touristen und Einheimischen die Unterschiede zwischen patriarchal und matriarchal geprägten Menschen überdeutlich. Wie Filmaufnahmen zeigen (Madilsky et al. 2014), sind die Touristengruppen grenzüberschreitend und sensationsgierig. Die Männer zeigen deutlich übergriffige und sexualisierte Verhaltensweisen.

Da in patriarchalen Gesellschaften Frauen und damit auch Mütter systematisch traumatisiert werden, führt dies zu ausgeprägten Formen von Mütterlichkeitsmangel bei den Kindern (Maaz 2005). Dies wiederum ist meines Erachtens der Grund für die Hypersexualisierung, die in patriarchalen Gesellschaften an der Tagesordnung ist. Die vermisste Mütterlichkeit versuchen sich die frustrierten Kinder durch sexuelle Kontakte im Erwachsenenleben zu holen. Ein Unterfangen, das nie aufgeht und daher in der Sexsucht und in der sexuellen Traumatisierung weiter Teile der Bevölkerungen patriarchaler Gesellschaften endet.

Sexualität und moderne Gesellschaften

Als sich in einigen europäischen Ländern ab dem 18. Jahrhundert die Trennung von staatlicher und religiöser Macht allmählich vollzog, wurde dieser Prozess auch auf geistiger Ebene unterstützt. »Aufklärer« ermutigten die Menschen, selbst zu denken und sich nicht weiter religiösen Dogmen unterzuordnen. »Humanisten« entfernten zumindest gedanklich die Gleichung »Gott = Mann« aus dem Zentrum aller Lebensäußerungen. Sie stellten stattdessen den Menschen in den Mittelpunkt. Sie sahen menschliche Bedürfnisse und damit auch die Sexualität als etwas Natürliches an. Solange sie anderen keinen Schaden zufüge, sollte sie jedem als Quelle von Lust und Freude zur freien Verfügung stehen. Sie dürfe daher auch nicht von Gesetzen oder moralischen Vorstellungen eingeschränkt werden. Selbst wenn Männer mit Männern Sex machten oder Frauen mit Frauen, sei das im Endeffekt ihre Privatangelegenheit, in die der Staat oder die Kirche sich nicht einmischen solle. Diese sollten nur dort auf den Plan treten, wenn es gute Gründe gäbe, die Sexualität ihrer Mitglieder zu limitieren, z. B. wenn es um das Verbot von nicht einvernehmlichem Sex, also um Vergewaltigungen, und um die Sexualität mit Kindern gehe. Auf dem Gebiet der Sexualität sollte jeder mündige Bürger seines eigenen Glückes Schmied sein dürfen.

Doch auch die Gesellschaften, die sich im 19. bis 21. Jahrhundert dem Ideal von »Freiheit, Gleichheit und Brüderlichkeit« verfassungsgemäß verschrieben haben und weiter verschreiben, haben die politischen und ökonomischen Machtverhältnisse nicht aufgehoben, sondern sie nur innerhalb der gesellschaftlichen Schichten verschoben. Unabhängig von seiner Herkunft darf nun im Prinzip jeder gegen jeden um Status und Einfluss kämpfen. Die männliche Konkurrenz um Macht und Besitz, befreit von religiösen Geboten, Standesschranken und moralischen Vorbehalten, bleibt erhalten und wird von nun an zum Motor gesellschaftlicher Entwicklungen. An die Stelle von Gott tritt das sich selbst vermehrende Geld (Kapital), das man anbetet und wie einst das goldene Kalb als Mythos verehrt (Senf 2004). Der »Markt« und die Idee eines unaufhörlichen »Wachstums« werden zu einer Ersatzreligion, um die sich von nun an das ganze Sinnen und Trachten der Mitglieder von national organisierten Staaten dreht. Aus der moralischen Abhängigkeit von religiösen Führern wurden die Lohnabhängigkeit von Unternehmern und die ideologische Anhänglichkeit an Politiker, die diese gesellschaftlichen Verhältnisse, trotz allen Elends, die sie zur Folgen haben, mit aller Macht am Laufen halten wollen.

Die Mitglieder solcher Konkurrenzgemeinschaften werden zusätzlich von den Chefredakteuren der öffentlichen Medien subtil, aber unentwegt darauf gepolt, die Angehörigen anderer Nationalstaaten als Konkurrenten um wirtschaftliche Güter und im Bedarfsfalle auch als potenzielle Feinde zu sehen, gegen die, wenn nötig, auch Krieg zu führen ist. Was aufgrund der stets vorhandenen nationalen Interessensgegensätze immerzu der Fall ist. Männer ziehen dann mit der Idee in den Krieg, ihre Frauen und Kinder vor den Feinden jenseits der staatlichen Grenzzäune zu schützen.

Vor diesem Hintergrund stellt sich die Frage, wie frei die Sexualität in einer modernen Gesellschaft tatsächlich ist. Sexualität wird nun zu einem weiteren Mittel der Selbstverwirklichung in der Konkurrenz von jedem gegen jedem. Und wie es scheint, bleiben dabei Kosten und Nutzen einer von religiösen und moralischen Dogmen befreiten Sexualität weiterhin ungleich zwischen Männern und Frauen verteilt. Die Rolle der Frau ist es nach wie vor, den Mann sexuell zu befriedigen. Ob sie selbst dabei Lust empfindet, ist eher nebensächlich. Viele Frauen scheinen schon froh zu sein, beim Sex zumindest keine Schmerzen zu spüren. Die Aufgabe des emotionalen Aufmunterns und Tröstens im Alltagskampf wird an die Frauen delegiert. Frustrierte Nähewünsche und sexuelle Bedürfnisse werden von den Männern durch beständiges Arbeiten an ihren Konkurrenzprojekten überdeckt. Jungen wie Mädchen werden auch in modernen Gesellschaften von klein an weiterhin Geschlechtsrollen zugeschrieben. Zum Beispiel gilt rosa als die Farbe der Mädchen, die der Jungen ist blau. Mädchen spielen mit Puppen, Jungen mit Baggern und Gewehren. Mädchen hüpfen Gummitwist, Jungen klettern auf Bäume. Mädchen werden später einmal Krankenschwestern, Jungs Ingenieure. Mädchen werden darauf konditioniert, hübsch auszusehen und den Männern zu gefallen. Jungs sollen groß und stark werden, um Frauen zu imponieren.

Mit der wirtschaftlichen Konkurrenz wird auch die Geschlechterkonkurrenz angeheizt. Männer sehen Frauen als Konkurrentinnen um knappe Verdienstmöglichkeiten (»Arbeitsplätze«). Frauen sind, wenn sie einen Arbeitsvertrag bekommen, meist noch leichter auszubeuten als Männer. Die Bedürfnisse von Kindern, genügend Zeit mit ihren Eltern zu verbringen, fallen dabei den unerbittlichen marktwirtschaftlichen Gesetzen der Lohnarbeit ebenso zum Opfer wie die Interessen von Eltern, ausreichend Zeit zu haben, um sich ausgiebig um das Wohl ihrer Kinder kümmern zu können.

So nimmt es auch nicht Wunder, dass viele Frauen selbst ihre Rolle als Mutter in Zweifel ziehen und sich lieber im Berufsleben verwirklichen wollen. »Frauenemanzipation« verlangt wie selbstverständlich nach der staatlichen Fremdbetreuung von Kindern. So kritisiert die französische Feministin Elisabeth Badinter »Frauen, die ihre Kinder stillen oder nach der Geburt wesentlich länger als die staatlich vorgesehenen zehn Wochen zu Hause bleiben möchten. Eine solche ›Rückkehr zum Naturalismus‹ diene nur dazu, Frauen an den Herd zu binden.« (Finkenzeller 2019, S. 47) Die Bedürfnisse der Kinder werden, wie schon immer in der Geschichte der Menschheit, übersehen, missachtet und mit Füßen getreten (Fuchs 2019).

Grundsätzlich wird Sexualität auch zur Ware, mit deren Vermarktung viel Profit gemacht werden kann:

- Mit dem Versprechen, den eigenen Körper sexuell attraktiver und damit in der Konkurrenz erfolgreicher zu machen, können Milliardengewinne in der Mode-, Kosmetik-, und Schönheitschirurgie-Industrie verdient werden.
- Den Sexualpartner als Vorzeige- und Prestigeobjekt zu präsentieren, um weiter an der eigenen Karriereleiter zu basteln, ist in kapitalistischen Verhältnissen nicht unüblich. Erfolg gilt als sexy und sexy macht erfolgreich.
- Geschlechter-Stereotypen werden in der auf Gewinnmaximierung und »Leistung« ausgerichteten Wirtschaftsform für die Produktwerbung medial aufgebaut und vermarktet. In der Produktwerbung spiegeln sich die jeweils aktuellen Männer- und Frauenrollen wider.

- »Kinderwunschzentren« machen ihre Geschäfte, indem sie für viel Geld Hoffnungen auf ein Familienglück verkaufen, das sich zahlreiche Paare auf natürlichem Wege nicht erfüllen können.
- Weil es ein einträgliches Geschäft sein könnte, wird inzwischen auch daran geforscht, zwei Eizellen zur Befruchtung zu bringen, damit sich lesbische Paare ihren Kinderwunsch erfüllen können.
- Ganz zu schweigen von der Prostitutions- und Pornographie-Industrie, die unbefriedigte sexuelle Begierden und Pornosucht psychologisch äußerst raffiniert und schamlos für sich auszunutzen versteht. Sie bietet in den Zeiten des Internets ihren Kunden zuvor ungeahnte Möglichkeiten an, um sie in Milliardengewinne umzumünzen.
- Durch die IT-Technologie können mittlerweile auch Sexspielzeuge gebaut werden, die immer menschenähnlicher werden und sich teuer verkaufen lassen.

Die an traditionellen Geschlechterrollen ausgerichtete Idee von Ehe und Familie gilt trotz alledem weiterhin als die Keimzelle eines nationalen Staates. Dieser sorgt u. a. durch Formen der Fremdbetreuung für Babys und Kleinkinder, dass ausreichend Frauen für die Konkurrenzwirtschaft zur Verfügung stehen. Kinderkrippen, in denen schon wenige Monate alte Säuglinge für acht Stunden und mehr in die Hand von überforderten Erzieherinnen gegeben werden können, werden dann als fortschrittlich angepriesen. Frauen, die sich etwas länger um ihre Kinder kümmern möchten, werden als »Gluckenmütter« abgestempelt, um alle Frauen als Arbeitskräfte für »das Wirtschaftswachstum« jederzeit verfügbar zu haben. Auch in den modernen Industriegesellschaften haben Frauen mit Kindern trotz aller Bekundungen um »Frauenförderung« ein hohes Armutsrisiko und fristen ihr Dasein trotz der Sozialhilfesysteme auch nach dem Erreichen des Rentenalters am Existenzminimum. Die ökonomische Macht liegt weiterhin in männlicher Hand, Frauen werden selbst bei gleicher Arbeit schlechter entlohnt.

Auch die politische Macht wird nach wie vor weitgehend von Männern ausgeübt, die das ihnen vertraute Konkurrenzsystem auf allen Ebenen auf die Spitze treiben. Frauen, die sich in die Wirtschaft und Politik begeben, ordnen sich den Spielregeln männlichen Konkurrenzgebarens unter. In allen nationalen Konkurrenzgesellschaften wird von den Frauen selbstverständlich erwartet, den Nachwuchs für das Staatsvolk hervorzubringen, für die Wirtschaft, für das Militär, für die Sozialsysteme. Ein Teilnehmer meiner Seminare in England erinnerte sich an einen viktorianischen Spruch, der in seiner Generation Frauen gesagt wurde, die keinen Sex mit ihrem Ehemann wollten: »Leg dich auf den Rücken und denk an England.«

Vermutlich hat die zuverlässige hormonelle Verhütungsmethode für Frauen, die Pille, die seit 1960 verfügbar wurde, weltweit am meisten zur weiteren sexuellen Liberalisierung in vielen Gesellschaften beigetragen. Romantische Ideale von immerwährender Liebe, Treue und Familie werden in Zeiten einer universalen Verfügbarkeit von möglichen Sexpartnern via Dating-Portalen zudem infrage gestellt. »Freundschaft plus« heißt das moderne Stichwort für jene, die sich zwar nach Sex sehnen, aber keine feste Partnerschaft eingehen möchten. Ob das gut geht oder doch wieder im Chaos von Eifersucht und dem Wunsch nach Liebe und verbindlicher Paarbeziehung endet, muss im Endeffekt jeder selbst herausfinden. Kinder zu zeugen und großzuziehen wird so vermehrt zu einer bewusst zu treffenden Entscheidung mit den dazugehörenden Zweifeln und Interessenskonflikten bei Frauen wie Männern.

Sexualität, Faschismus und Totalitarismus

In der rechtsradikalen Gesinnung, die auch in den modernen Demokratien, die allesamt der Nationenkonkurrenz dienen, leicht in den politischen Faschismus umkippen kann, wird der Mythos des starken, unbezwingbaren Mannes auf die Spitze getrieben. »Schlank und rank, flink wie Windhunde, zäh wie Leder und hart wie Kruppstahl« sollten laut Adolf Hitler bei seiner Rede 1935 in Nürnberg die Hitlerjungen sein (Roddewig 2012). Absolute Gefühllosigkeit und militärischer Gehorsam werden hier als das oberste Männerideal postuliert. Angst, Schmerz oder gar Mitgefühl sollen keinen Platz haben in einer völlig entpersönlichten Männerpsyche. Vermeintliche Schwäche muss gnadenlos und mit aller Härte unterdrückt werden, bei sich wie bei anderen. Der eigene

Körper soll wie eine stählerne Maschine funktionieren und dauerhaft Höchstleistungen bringen. Der faschistische Mann wird zum instinktgesteuerten Killer. Er versucht sein Ich ganz in der Identifikation mit der Idee eines rassenreinen Volkes aufgehen zu lassen. Er ist herrisch und er unterwirft sich. Seine Lust ist sadistisch und masochistisch im Wechsel.

Haltungen des Militarismus und Imperialismus werden in diesem Kontext auch auf sexuelle Beziehungen übertragen. Kämpfen erzeugt Lustgefühle und Sex ist Teil des Kampfes ums Dasein. Frauen sind dazu da, Männer für ihr kriegerisches Heldentum zu bewundern und sich zum Lohn für Sex zur Verfügung zu stellen. Das faschistische Weltbild beruft sich auf das vermeintliche Naturgesetz, dass nur der Stärkere überleben werde. Es könne somit auch nur einen geben, der ganz oben in der gesellschaftlichen Hierarchie stehe. Wer das schaffe, sei zurecht der allmächtige und unfehlbare »Führer«. Er müsse gottgleich verehrt werden. Unter ihm stehend gibt es die Unterführer mit ihren jeweiligen Gefolgsleuten, die sich ähnlich selbstgerecht verhalten dürfen.

Diese zur Staatsideologie erhobene Männerfantasie von absoluter Macht und Kontrolle kann ebenso von Parteien unter das Volk gebracht werden, die sich »kommunistisch« nennen. Was dabei herauskommt, wenn Männer die Herrschaft reklamieren, die keinerlei Verantwortung für sich selbst und ihre traumatisierte Psyche übernehmen, ist absehbar: Krieg, Chaos, Zerstörung, Unterdrückung, Lug und Betrug.

Ergänzend zu diesem Prinzip der allmächtigen Vaterfigur des obersten Staatenlenkers wird ein Mutterideal propagiert, das sich darin erfüllt, Kinder für den totalitären Staat zu gebären. Wie diese Mütter mit ihren Kindern umgehen sollen, hatte in der Zeit des faschistischen deutschen Imperialismus Johanna Haarer (1934) den Frauen in »Die deutsche Mutter und ihr erstes Kind« bis ins Detail in ihr Stammbuch geschrieben: keinen Körperkontakt, keine Liebe, Abhärtung und Frustration der kindlichen Bedürfnisse – also systematisches Erzeugen von Bindungstraumata von Anfang an.

Biologisch Mutter zu sein, ist in diesem Denken per se schon eine Auszeichnung. Jegliche Form von liebevoller Mütterlichkeit ist fehl am Platz. Daher muss das Kind seine Mutter verehren, allein weil sie es geboren hat. Gleiches gilt dem Vater gegenüber: Er ist der Erzeuger, und das genügt, um ihm für immer dankbar sein zu müssen. Das »Geschenk des Lebens« ist um jeden Preis anzunehmen: Jeder muss zugleich bereit sein, sein Leben im Kampf für Volk und Vaterland zu opfern. Ehe und Familie stünden im Dienste der Volksgemeinschaft, die sich im permanenten Konkurrenzkampf und Krieg mit den sie umgebenden Ländern befinde. Dazu werden totale Institutionen geschaffen, die jegliche Individualität und Subjektivität im Keim ersticken. Für lustvolle Sexualität und zärtliche Liebe gibt es keinen offiziellen Spielraum mehr. Für die Soldaten werden bei Bedarf vom Staat Bordelle zur mechanischen Triebabfuhr eingerichtet. Die Vergewaltigung der Frauen der »Feinde« ist eine unausgesprochene Kriegstaktik und wird politisch gefördert oder zumindest stillschweigend geduldet.

Die Trauma-Überlebensstrategie, mit allen Mitteln zu versuchen, die totale Kontrolle über das eigene Innenleben und die Außenwelt zu bekommen, wird durch die aktuelle technologische Revolution weiter auf die Spitze getrieben. Was George Orwell in seinem Roman 1984 im Jahr 1948 noch als Utopie beschrieb (Orwell 2002), ist mittlerweile Realität geworden. »Big Brother is watching you« kann durch überall installierte Kameras, Spähsoftwares in Computern und durch Smartphones flächendeckend realisiert werden. Staaten und Wirtschaftskonzerne haben so den totalen Zugriff auf die Privatsphäre von jedem einzelnen von uns. Sie manipulieren unsere Psyche für die Zwecke ihres Machterhalts und ihrer Freiheit, sich gemeinschaftlich erzeugten Reichtum privat anzueignen (Mausfeld 2018).

Wirft man nur einen kurzen Blick auf die Biografien und die Kindheits- und Jugendgeschichten der Männer, die im Jahr 2019 an der Spitze der mächtigsten, weil mit den meisten Waffen ausgestatteten Nationen auf diesem Erdball stehen (Donald Trump, Vladimir Putin und Xi Jinping), schaut man in einen Abgrund von Lieblosigkeit, Gleichgültigkeit, körperlichen Gewalterfahrungen und psychischen Demütigungen (Lee 2018; Fuchs 2019). Was bliebe uns allen an Unheil erspart, wenn unsere politischen Führer gereifte Menschen wären, die in sich selbst ruhten, statt den gesamten Globus mit ihren Trauma-Überlebensstrategien und der Reinszenierung ihrer eigenen fürchterlichen Kindheitserfahrungen in Angst und Schrecken zu versetzen? Wer mit

Atomwaffen droht, ist ein potenzieller Selbstmörder. Dass solche traumatisierte Menschen es schaffen, mit millionenfacher Unterstützung ihrer jeweiligen Anhänger an der Spitze zu stehen, ist für mich ein weiterer Beleg dafür, wie traumatisiert diese Gesellschaften sind, denen sie vorstehen.

Eine meiner Grundüberzeugungen ist: Ein Mensch, der sich seinen eigenen schmerzvollen psychischen Realitäten stellt, kann nicht totalitär und noch nicht einmal autoritär sein. Er wird keine Systeme ins Leben rufen und am Laufen halten, die der Mehrheit der Menschen Elend, Versklavung und Tod bringen. Er braucht keine äußeren Feinde, um sich von seinem inneren Terror abzulenken. Wer anfängt, Mitgefühl mit sich selbst zu haben, hat es auch für andere. Er kann wieder klar zwischen Opfersein und Tätersein trennen – in sich selbst wie im Außen (Ruppert 2018).

Sexualität, Kultur und Migration

Ich möchte dieses Unterkapitel zunächst mit meinen eigenen Erfahrungen beginnen.

Inländerinnen und Ausländer

Ich bin 1957 in einem fränkischen Mini-Dorf geboren worden. Über Sexualität wurde mit mir nie in einer aufklärenden Form gesprochen. Das Thema Sex war jedoch allgegenwärtig und wurde bei verwandtschaftlichen Zusammentreffen in Form von Zoten, Witzen und Andeutungen vor allem von den Männern ausgiebig in die Gesprächsrunden geworfen. Mit zunehmendem Alkoholkonsum nahmen die verbalen Ausfälle zu.

Der Neckermann-Katalog war damals für mich die einzige Möglichkeit, in der Abteilung Unterwäsche und BHs Blicke auf nackte Frauenkörper erheischen zu können. Die nächtlichen Samenergüsse in meiner Pubertät machten mir erheblich zu schaffen, denn wohin mit der Schlafanzughose, auf der die feuchten Flecken so eindeutig zu sehen waren? Wie verdorben war ich da schon? Musste ich alles Unkeusche,

das mir tags oder nachts in den Sinn kam, jeden Samstag bei unserem Dorfpfarrer beichten?

Es gab damals nur wenige Autos und größere Distanzen waren nur zu Fuß oder mit dem Fahrrad zu überwinden. Schon in einem Dorf zwei Kilometer weiter hatte der Dialekt eine etwas andere Einfärbung. Wenn wir zu familiären und kirchlichen Festen in einer nahen Ortschaft eingeladen waren, interessierten mich die anderen Kinder und Jugendlichen, um mit ihnen Fußball zu spielen. Je älter ich wurde, richtete sich mein Interesse »natürlich« auch auf die jeweiligen Dorfschönheiten. Was ich allerdings mit diesen Frauen anfangen sollte, war mir nicht klar. Wollten sie einfach nur einen Freund haben, um sagen zu können, sie »gehen« jetzt mit jemandem? Wollten sie sexuelle Befriedigung wie ich? Oder wollten sie, dass ich sie heirate und mit ihnen eine Familie gründe? Zum Glück war meine erste Freundin sexuell schon etwas erfahren, konnte Sex genießen und hatte relativ liberale Eltern, in deren Haus wir gemeinsam die Nacht verbringen durften.

Später als Student gingen die ersten Reisen nach Italien, durchaus in der Hoffnung, dort junge Italienerinnen zu treffen, die in meinem Freundeskreis als besonders schön und begehrenswert galten. Von herumreisenden Skandinavierinnen und Amerikanerinnen hatte ich eine weniger gute Meinung und war eher vor ihnen auf der Hut, weil sie als zu freizügig galten. In dieser Zeit definierte ich mich selbst über Frauen. War ich für sie attraktiv, fühlte ich mich gut, wurde ich links liegen gelassen, ging es mir schlecht. Eine gut aussehende Freundin an meiner Seite erschien wie die Erfüllung aller meiner Sehnsüchte. Schaut alle her, was für ein toller Mann ich bin, dass ich eine so schöne Frau erobert habe! Die Einflüsse meiner religiösen Mutter auf mich waren nicht groß genug, um mich von vorehelichem Sexualverkehr abzuhalten. Das freiheitliche Denken war zu dieser Zeit schon so weit verbreitet, um uns Jugendlichen trotz unserer konservativen Eltern eine ungezwungene Haltung der eigenen Sexualität gegenüber zu ermöglichen.

Meine erste große Weltreise führte mich 1974 mit meiner Freundin zusammen nach Tunesien und Algerien. Zum ersten Mal erlebte ich dort die unverhohlene Anmache meiner blondhaarigen Begleiterin durch Männer aller Altersstufen. Ich fühlte mich bald wie ihr Aufpasser, der sie nicht mehr aus den Augen lassen durfte. Als wir in einer algerischen Oase mit hochverschleierten Frauen zu einer traditionellen Hochzeitsfeier eingeladen wurden, staunten wir nicht schlecht über eine Reihe junger Männer, die in Paris und Hannover studierten und nun in den Semesterferien zu Hause waren. Sie gaben sich sehr liberal und aufgeklärt. Einer hatte sogar markige Sprüche wie »Pour moi le couple n'existe pas!« (»Für mich gibt es die Paarbeziehung nicht mehr!«). Das klang mitten in der tiefsten algerischen Wüste schon fast wie der Slogan der 68er: »Wer zweimal mit der Gleichen pennt, gehört schon zum Establishment!«[9] Umso enttäuschter waren wir, als einer von ihnen versuchte, meine Freundin unter einem Vorwand von mir wegzulocken, um sie zu vergewaltigen. Ich erlebte das als einen tiefen Vertrauensbruch. Wir reisten so schnell wie möglich weiter.

Lange Zeit hatte mich das Thema männliche Übergriffigkeit persönlich nicht mehr beschäftigt, bis 2015 Millionen von Menschen auf der Flucht in Deutschland um Asyl nachsuchten. Ich konnte mir nicht vorstellen, dass es lange gut gehen konnte, wenn überwiegend unverheiratete Männer mit einem traditionellen Frauenbild im Kopf in ihrer sexuell hochaktiven Lebensphase hier ankommen. Junge Männer, die denken, dass Frauen allein unterwegs Freiwild sind, wenn sie nicht von männlichen Beschützern handfest verteidigt werden. Die Silvesternacht 2015 auf der Domplatte in Köln hat diese Befürchtung bestätigt, als Gruppen männlicher Asylbewerber Frauen einkesselten, beleidigten und massiv sexuell angriffen.

Die in Deutschland seit 2015 hoch emotional geführte Asyldebatte hat viele Ursachen (Palmer 2017). Eine sind sicher die Ängste der deutschen Männer, ihre Frauen und Kinder nicht ausreichend vor den eingewanderten ausländischen Männern schützen zu können. Daher sorgt jeder Vorfall, bei dem ein Asylbewerber eine deutsche Frau gegen ihren Willen berührt, vergewaltigt oder sogar tötet, für helle Empörung. Auch deutsche Frauen schwanken zwischen ihren humanitären Impulsen, den ankommenden Frauen, Müttern und Kindern in ihrer Not zu helfen, und dem Misstrauen männlichen Personen gegenüber, deren Verhaltensweisen sie nur schwer einschätzen können und die nicht selten offen frauenfeindlich sind. Sie möchten auch, dass sich die neu in Deutschland angekommenen Frauen möglichst schnell aus ihrer traditionell untergeordneten Position emanzipieren, daher die heftigen Diskussionen über Kopftuch und Schleier.

Verschleierung und Verhüllung sind jedoch in einem Umfeld, in dem Frauen die Gejagten von sexbesessenen Männern sind (und das gilt nicht nur für islamisch geprägte Gesellschaften), eine gut nachvollziehbare Schutzstrategie. Diese Rückzugsstrategie funktioniert ohnehin nur bedingt und dann nicht mehr, wenn der Täter auch dort ist, wo der letzte Rückzugsort einer Frau oder eines Mädchens ist: ihre Wohnung. Wird die Verschleierung ohne Hinweis auf ihren realen Ursprung jedoch mit höheren Werten begründet (z. B. als Ausdruck von Religiosität oder Verbundenheit mit der eigenen Kultur), ist sie eher als Trauma-Überlebensstrategie zu begreifen. Ich darf die reale Bedrohung und mein Opfersein nicht wahrnehmen, darf die Täter nicht klar benennen. Ich gehe in eine scheinbar selbst gewählte Unterwerfungshaltung und schäme mich anstelle der Täter. Wie zu erwarten wehren sich dann die Opfer sexueller Gewalt dagegen, wenn man ihnen ihre Trauma-Überlebensstrategie, ihre Verschleierung, wegnehmen möchte, solange sie sich vor männlichen Übergriffen nicht sicher fühlen können.

Sexualtheorien und Gesellschaft

Weil das Thema Sexualität eine hohe gesellschaftliche Brisanz in sich birgt, haben aufklärende psychologische Theorien, die sich mit der Sexualität befassen, eine gewisse Sprengkraft für die herrschenden Verhältnisse. Dies musste z. B. Sigmund Freud (1856–1939) erleben, dessen Sexualtheorie zunächst zwar mit Skepsis, jedoch von vielen seiner Zeitgenossen auch mit großem Interesse zur Kenntnis genommen wurde. Als er jedoch zu tief in das Wespennest der innerfamiliären sexuellen Übergriffe auf Kinder stieß, zog er aus Angst, damit zu sehr ins gesellschaftliche Abseits zu geraten, seine Erkenntnisse über die Ursachen der sogenannten Hysterie wieder zurück. Er entschärfte und verfälschte sie zuungunsten seiner Patientinnen. Jetzt war es nicht das, was den Kindern an sexuellen Traumatisierungen tatsächlich angetan wurde. Es waren ihre vermeintlich der natürlichen Sexualentwicklung entspringenden Fantasien, den gegengeschlechtlichen Elternteil heiraten und mit ihm Sex haben zu wollen, die nach Freuds Ansicht deren Erzählungen oder Träume von sexuellen Übergriffen seitens der Eltern verursachten (Freud 1972). Für Freud war die Unterdrückung der sexuellen Triebhaftigkeit (Sublimierung) zudem die Wurzel für kulturelle Leistungen und damit auch gut. Mit diesen Gedanken war er auch über seinen Tod hinaus wieder ein ehrbares Mitglied der bürgerlichen Gemeinschaft geworden.

Wilhelm Reich (1897–1957) sah das anders. Er verknüpfte seine gesellschaftskritische Haltung direkt mit dem Thema Sexualität, indem er meinte, dass die Unterdrückung der arbeitenden Menschheit ihren Ursprung in der Unterdrückung ihrer Sexualität habe. Aus seiner Sicht gab es hier einen direkten Zusammenhang zur Entwicklung autoritärer Herrschaftsformen und insbesondere des Faschismus (Reich 1971). Sexualaufklärung war für ihn gleichbedeutend mit der Arbeit an der Revolution für eine klassenlose Gesellschaft freier und kreativer Menschen. Der durch den Gefühlsstau hart gewordene Körper sollte durch möglichst gute Orgasmen seines Panzers überflüssig werden. Damit würden die Menschen insgesamt entspannter und friedlicher.

Alfred Kinsey (1894–1956) systematisierte ursprünglich die Entwicklung von Gallwespen, ehe er sich der Erforschung der menschlichen Sexualität zuwandte. Er brach das Tabu und befragte zunächst amerikanische Männer nach ihrem Sexualleben. Was er dabei an sexuellen Praktiken und deren Ausgiebigkeit ans Licht beförderte, erstaunte die Öffentlichkeit. Als er dann auch noch amerikanische Frauen befragte und aufzeigte, dass auch sie alles andere als dem Idealbild des amerikanischen Puritanismus entsprachen, geriet er als Hochschullehrer wie Privatperson unter erheblichen Druck der amerikanischen Öffentlichkeit. Dennoch gelten seine Veröffentlichungen über seine Befragungen (»Kinsey-Report«) bis heute als ein Meilenstein in der Liberalisierung menschlicher Sexualität (Boyle 2005).

Die 68er-Bewegung, die viele europäische Länder, auch Japan und Amerika erfasste, berief sich auf die Schriften von Wilhelm Reich und seiner Idee, dass die Umwälzung herrschender Verhältnisse mit einer

Befreiung von sexuellen Zwängen und Normen einhergehen müsse. Kommunen gründeten sich und praktizierten »freie Liebe« ohne den Zwang zu festen Partnerschaften. Die Institution Ehe geriet in Verruf. Sexualaufklärung wurde als Teil des politischen Kampfes gegen autoritäre Strukturen und für individuelle Freiheiten angesehen (Amendt 1979).

Auch das Buch von Hans-Joachim Maaz – »Die neue Lustschule« (Maaz 2017) – ist ein Sexualaufklärungsbuch im guten Sinne. Er erklärt die körperlichen wie psychischen Grunddimensionen der Lust, er verbindet die Themen Körperlust und Beziehungslust aufgrund seiner umfangreichen Erfahrungen als Psychotherapeut in gut nachvollziehbarer Weise. Er macht darauf aufmerksam, wie Lust- und Beziehungsstörungen durch gesellschaftliche Strukturen verursacht und aufrechterhalten werden. Er verweist damit auch auf das emanzipatorische Potenzial einer mit der eigenen Identität verbundenen Sexualität.

Es war ein langer Weg, vom Konzept der Hysterie im 19. Jahrhundert zum unverkrampften Zugestehen von Lustempfindungen für beide Geschlechter zu Beginn des 21. Jahrhunderts zu gelangen. Während Freud noch meinte, der vaginale Orgasmus sei für die Frauen der Gipfel der Erfüllung, obwohl drei Viertel aller Frauen beim Geschlechtsverkehr mit einem Mann keinen Höhepunkt erreichen, ist es heute wissenschaftlich als selbstverständlich anerkannt, dass Frauen vor allem durch die Stimulation ihrer Klitoris sexuelle Befriedigung erfahren. Die Biologie der Sexualorgane beider Geschlechter ist wissenschaftlich aufgeklärt, die psychologischen Tabu- und Schamgrenzen sind weitgehend überwunden.

Die in den westlichen Ländern heute am stärksten diskutierten Sexualtheorien sind daher eher soziologisch geprägt. Während mit »sex« die biologisch-körperliche Seite des Geschlechtlichen gemeint ist, dient der Begriff »gender« dazu, die kulturell-gesellschaftliche Formung menschlicher Sexualität anzusprechen. Es geht dann um Geschlechtsrollenverhalten und Rollenerwartungen in sozialen Gruppen, die mit der Geschlechtlichkeit verbunden sind. Körper und Psyche werden in diesen Diskursen zunehmend als vollkommen trennbar angesehen. Wer in einem männlichen Körper geboren sei, solle dennoch das Leben einer Frau führen können, wenn ihm danach zumute ist, und umgekehrt. Die Anpassung des Körpers an den psychischen Wunsch, eine Frau oder ein Mann zu sein, wird als Ausdruck höchster individueller Freiheit gesehen. Da die moderne Medizin die dafür notwendigen Techniken der Geschlechtsumwandlung zur Verfügung stellt, scheint das dann nur noch eine Frage der persönlichen Entscheidung zu sein, welche geschlechtliche Identität jemand leben möchte. Zudem wird an die Gesellschaft offensiv der Anspruch formuliert, für das Ausleben der eigenen sexuellen Orientierungen entsprechende Rahmenbedingungen zu schaffen (z. B. eigene Toiletten für das dritte Geschlecht). Das Hauptaugenmerk ist in diesem Diskurs einseitig darauf gerichtet, wer wen wegen seiner sexuellen Orientierung diskriminiert und stigmatisiert (Nunez und Schneeberger 2018).

Meines Erachtens wird durch den Genderdiskurs mehr Verwirrung als Klarheit gestiftet, weil, wie schon erwähnt, nach meinen Erfahrungen die Trennung von Körper und Psyche bereits eine Folge eines Identitätstraumas ist. Dieses bei sich selbst näher zu erforschen, wäre für die Betroffenen möglicherweise viel zielführender als sich in rationalisierenden und ideologischen Diskussionen weiter selbst zu verlieren.

Risiken für die sexuelle Entwicklung

Intersexualität

Die menschliche Sexualität ist auf allen Ebenen, der biologischen, psychologischen und der gesellschaftlichen Ebene, von möglichen Entwicklungsrisiken bedroht. Sie kann z. B. körperlich unzureichend ausreifen. Es ist heute üblich, sexuelles Zwittertum, wenn sich also sowohl Eierstöcke als auch Hoden in einem Körper entwickeln, als »Intersexualität« zu bezeichnen. Dieser Sammelbegriff umfasst eine Vielzahl von Diagnosen. Gemeinsames Merkmal ist: Nicht alle das körperliche Geschlecht bestimmende Merkmale – Chromosomen, Gene, Hormone, Keimdrüsen, äußere Geschlechtsorgane – entsprechen einem Geschlecht (Stüvel 2008). Dies kommt schätzungsweise bei einem von 10 000 Menschen vor und führt zur Forderung, juristisch ein drittes Geschlecht einzuführen. Noch immer wird häufig ohne Zustimmung des Kindes entschieden, das Geschlecht schon als Säugling chirurgisch eindeutig zu machen – mit oft katastrophalen Folgen für die Betroffenen. Daher ist es besser, wenn die Betroffenen selbst darüber entscheiden können, wie sie mit dieser Besonderheit ihres Körpers umgehen möchten. Der Zwang, sich für ein Geschlecht zu entscheiden, ist hier nicht hilfreich, um die eigene Identität zu leben.

Psychische Unreife

Die Entwicklung der Sexualität kann auch psychisch scheitern, weil sie in Entwicklungsphasen (vorgeburtlich, frühe und späte Kindheit, Pubertät, Erwachsenenalter, höheres Lebensalter) stecken bleibt. Ein Junge wird dann nie zum Mann und bleibt in seiner Kindlichkeit verhaftet (hierfür hat sich der Begriff Peter-Pan-Syndrom eingebürgert). Auch wenn eine Frau im Stadium des Kleinmädchen-Seins hängen geblieben ist, wird das an ihren Verhaltensweisen schnell sichtbar. Gründe dafür können sein,

- dass Eltern diese Kinder unselbstständig und abhängig gehalten haben,
- dass es zu sexuellen Traumatisierungen in der Kindheit kam,
- dass sexuell traumatisierte Eltern ihren Kindern unbewusst die Botschaft vermitteln: »Werde bloß nicht zum Mann/zur Frau, weil du dann zum sexuellen Täter/Opfer wirst«.

Auch gesellschaftlich können Kinder die Botschaft erhalten, dass nur Jugendlichkeit attraktiv ist und Erwachsenwerden sich nicht wirklich lohnt.

Ideologien

Sexuelle Tabus, Mythen und Ideologien können in einer Gesellschaft dafür sorgen, dass die Sexualität ihrer Mitglieder roh und primitiv bleibt. Wenn Sexualität ein Thema ist, über das nicht gesprochen und diese vorehelich nicht praktiziert werden darf, kommt es bei vielen zum bösen Erwachen spätestens in der Hochzeitsnacht. Der Mann hat keine Ahnung von der Anatomie und den emotionalen Bedürfnissen seiner

Frau und kann sie daher auch nicht zum sexuellen Höhepunkt bringen. Sie wiederum erlebt den Geschlechtsakt wie eine Gewalttat, die auch für ihn wenig befriedigend und lustvoll ist. So bleibt der Sexualverkehr auf einem animalischen Niveau verhaftet.

Der gesellschaftlich erhobene Anspruch an die »Jungfräulichkeit« einer nicht verheirateten Frau ist auch durch die falsche Vorstellung von einem »Jungfernhäutchen« begründet, das in der Hochzeitsnacht vom Penis ihres Mannes durchstoßen und dann bluten würde. Zum Beweis der Jungfräulichkeit müsse den Verwandten am Morgen danach das Bettlaken mit Blutflecken präsentiert werden. Die Hautfalten, die sich am Ende des Scheidenganges befinden und medizinisch als »Hymen« bezeichnet werden, sind jedoch kein Verschluss zur Gebärmutter hin, der quasi wie ein Frischhaltedeckel geöffnet werden müsste. Was ja völlig unsinnig wäre, denn wie sollte dann das Menstruationsblut abfließen können? Beim ersten Geschlechtsverkehr einer Frau kann es zu Blutungen kommen, muss es aber nicht. Es kommt darauf an, mit welchem Einfühlungsvermögen der Mann das sexuelle Vorspiel ausübt und sein Glied in die Scheide einführt (Brochmann und Støkken Dahl 2018, S. 29 ff.). Den Gipfel dieser Sexualideologie stellen Angebote dar, das »Jungfernhäutchen« chirurgisch wiederherzustellen.

Die Welt steht auch Kopf und alles ist verdreht, wenn in einer Gesellschaft Frauen, die vergewaltigt wurden, als »Huren« bezeichnet und geächtet werden. Wenn ihnen vorgeworfen wird, die Vergewaltiger verführt und die »Familienehre« beschmutzt zu haben (Sanyal 2016). An manchen Orten werden sie sogar dafür gesteinigt. In patriarchalen Gesellschaften decken sich die Trauma-Täter gegenseitig und die Frauen ducken sich weg.

Selbst schuld!

Eine meiner Studentinnen beschreibt in ihrer Bachelorarbeit den Fall einer Frau (»Özge«), die in Bosnien von mehreren Männern vergewaltigt und schwanger wurde. Nach der Tat erhielt sie keinerlei moralische Unterstützung durch ihre Familie. »Die Mutter ignorierte sie und schickte sie von sich weg, weil sie von der Vergewaltigung nichts wissen wollte.

Vater und Bruder schrien Özge an. Der Vater schlug ihr ins Gesicht und verließ den Raum mit der Drohung, sie werde dafür mit ihrem Tod büßen müssen.« (Weber 2018, S. 35). Zu ihrem Glück fand Özge einen Weg, der eigenen Familie zu entkommen. Sie bekam bei ihrer Tante in Deutschland Zuflucht und Unterstützung. Sie wurde nach der Entbindung ihres Kindes in einer Mutter-Kind-Einrichtung pädagogisch und psychologisch betreut.

Sexsucht

Süchtige Verhaltensweisen sind gekennzeichnet durch

- Zwanghaftigkeit,
- Toleranzentwicklung,
- Dosissteigerung,
- Entzugserscheinungen,
- Weitermachen trotz negativer Konsequenzen,
- Verschleierung der Realität des Süchtigseins,
- völligen Kontrollverlust.

Sexuelle Stimulation ist mit hohen Erregungszuständen verbunden, die als positiv erlebt werden, und mit orgiastischen Entladungen, die für den Moment als lustvoll empfunden werden. Deshalb trägt sie ein hohes Suchtpotenzial in sich. Sex kann wie eine Droge wirken, die anfangs aus purem Vergnügen konsumiert wird. Wird Sex jedoch zu häufig praktiziert, verliert sich die ursprüngliche Wirkung wie bei jeder anderen Droge auch (z. B. Alkohol, Nikotin, Heroin oder Kokain). Daher besteht die Tendenz, die Dosis der Droge zu steigern und sie zusätzlich mit anderen Drogen zu kombinieren, um die ursprüngliche Wirkung wieder zu erfahren. Das heißt, die Selbstbefriedigung wird noch intensiver. Es wird nach noch ausgefalleneren Stimulationsvorlagen gefahndet. Es wird noch häufiger zu einer und dann zu mehreren Prostituierten gegangen. Es werden drei statt zwei parallele Sexualbeziehungen bedient. Es wird dazu getrunken, gehascht und gekokst. Auch das Zufügen von Schmerzen kann als ein Versuch hinzukommen, das sexuelle Erleben zu steigern oder zumindest wieder auf sein Ausgangsniveau zu bringen.

Die sich bei dieser Dosissteigerung und den damit verbundenen Exzessen zwangsläufig immer mehr einstellenden negativen Konsequenzen (Infektionen, Erschöpfung, Ausgabe hoher Geldsummen, Möglichkeit des Jobverlustes etc.) werden in Kauf genommen, weil ansonsten Entzugserscheinungen wie innere Leere und Ängste drohen. Warnenden Hinweisen aus der Umwelt wird geschickt aus dem Weg gegangen. Die Methoden, sich selbst und anderen etwas vorzumachen, werden perfektioniert. Solange, bis das gesamte Lügengebäude an einer Stelle einbricht und wie ein Kartenhaus zusammenfällt (Carnes 1991; Melzer 2018).

Sexualität und grundlegende Interessenskonflikte

Das Prinzip der sexuellen Vermehrung macht das Leben bei uns Menschen nicht einfacher und friedlicher. Es entsteht dadurch eine ganze Reihe gravierender Interessenskonflikte.

Konflikt zwischen Selbsterhalt und Fortpflanzung

Wenn der Nachwuchs, wie bei uns Menschen, lange Zeit vom Körper der Mutter ernährt werden muss, wenn er intensive Zuwendung, viel Zeit, Liebe und Aufmerksamkeit für seine Entwicklung zu einem selbstständigen Individuum braucht, stellt sich vor allem für Frauen die Frage, ob sie sich diesen enormen Aufwand antun möchten. Hält ihr eigener Körper diesen Belastungen stand? Was bekommen sie selbst als Belohnung dafür? Worauf müssen sie verzichten? Lohnt es sich für sie, dafür ihre berufliche Karriere und finanzielle Unabhängigkeit zu opfern? Sind die offenbar angeborenen Instinkte, schwanger zu werden und ein Kind zu bekommen, tatsächlich unabweislich und müssen befriedigt werden?

Wie es scheint, gibt es auch viele unbewusste Mechanismen, die verhindern, dass Frauen schwanger werden, wenn sie nicht bereit dafür sind. Denn ein werdendes Kind muss den mütterlichen Organismus zunächst davon überzeugen, nicht als Fremdeiweiß von den Fresszellen ihres Immunsystems (Phagozyten) vertilgt zu werden. Spontanaborte und Fehlgeburten sind bei Menschenfrauen häufige Vorkommnisse. Da Schwangerschaften bei uns Menschen sehr häufig Zwillingsschwangerschaften sind, gelingt es dem mütterlichen Organismus offenbar mit großem Erfolg, zumindest die Weiterentwicklung des einen Kindes zu verhindern. Sträubt sich im weiblichen Organismus alles gegen eine Schwangerschaft, muss sich das neu entstandene Kind sehr geschickt tarnen, sodass der mütterliche Körper fälschlicherweise meint, das sei ein Teil von ihm selbst.

Auch für die Männer, die die Verantwortung für das Großwerden der Kinder übernehmen sollen, stellt sich unter den gegebenen patriarchalen und konkurrenzwirtschaftlichen Verhältnissen nüchtern die Frage: Wie viel Zeit und Geld kostet sie das und was erhalten sie selbst dafür zurück? Es gibt Tierarten, die fressen unter Stressbedingungen sogar ihre eigenen Jungen auf. Auch bei uns Menschen sind besonders die Kinder körperlich und psychisch gefährdet, deren Eltern hochgestresst, überfordert und mittellos sind.

Empfängnisverhütung ist weltweit Frauensache. Die Pille für den Mann wird derzeit nicht entwickelt, weil Männer nicht bereit sind, die damit verbundenen Nebenwirkungen zu tolerieren (Becker 2017). Sie greifen lieber zum Kondom oder lassen, wenn die Familienplanung abgeschlossen ist, eine Sterilisation vornehmen. Bei Frauen versetzt die meist gewählte und sicherste Methode, die Anti-Baby-Pille, deren gesamten Organismus in den Zustand der Abwehr gegen eine Befruchtung, weswegen viele Frauen nicht nur über Depressionen, Kopfschmerzen und Zwischenblutungen klagen, sondern auch über ein Nachlassen der sexuellen Lust (Libido). Risiken für die Langzeiteinnahme »der Pille« können je nach Präparat und darin enthaltener Wirkstoffkombination u. a. Venenthrombosen und Embolien sein (Apothekenumschau 2019).

Auch Abtreibungen sind ein massiver Eingriff in den Organismus einer Frau. Was im günstigsten Fall, sofern die Frau Zugang zu einem erfahrenen Arzt hat, nach außen wie ein harmloser chirurgischer Eingriff oder eine unkomplizierte Medikamenteneinnahme erscheint, kann erhebliche psychische Konsequenzen nach sich ziehen. Ein Schwangerschaftsabbruch kann ein Psychotrauma für die Frau darstellen, der ihr weiteres Sexualleben und ihre Partnerschaft erheblich beeinträchtigt. Durch eine Abtreibung wird eine Frau zum Täter an ihrem eigenen Kind. Sie traumatisiert sich dadurch in vielen Fällen selbst, unabhängig von den jeweiligen Gründen, die sie zu einer Abtreibung motivieren (Hoppe 2014). Sie müsste dieses Psychotrauma bearbeiten, bevor sie erneut schwanger wird, um für das neue Kind emotional offen sein zu können. Das habe ich bei zahlreichen Frauen in meiner Praxis erlebt, die sich dem hochtabuisierten Thema Abtreibung in ihrer Biografie gestellt haben. Erst wenn der mit der Abtreibung verbundene psychische Schmerz zum Ausdruck gebracht wird, kann neue und ungetrübte Lebensfreude entstehen.

Konflikte zwischen Frauen- und Männerinteressen

Viele Männer gieren nach Sex, viele Frauen haben Angst vor Sex und Anmache. Die #Me-too-Welle zeigt deutlich, wie weitverbreitet selbst in den sich freiheitlich gebenden westlichen Ländern die Vorstellungen von Männern sind, ihre Macht- und Einflusspositionen bedenkenlos in sexuelle Vorteile ummünzen zu können. Geldmangel und Abhängigkeitsstrukturen machen Frauen erpressbar für Sex, den sie nicht wollen.

Männer idealisieren schöne Frauen und beten sie als Sexgöttinnen an. Sexidole wie Marilyn Monroe oder Romy Schneider waren allein schon wegen ihrer traumatisierenden Kindheitserfahrungen alles andere als selbstbewusste Frauen. Sie endeten nicht zufällig in der Medikamenten- und Alkoholabhängigkeit.

Nicht wenige Männer erzwingen den Geschlechtsverkehr gewaltsam, also ohne die Zustimmung der Frau. Werden die sexuellen Bedürfnisse von Männern durch die von ihnen begehrten Frauen frustriert, kommt es innerhalb wie außerhalb fester Paarbeziehungen schnell zu Enttäuschung und Wut bei den Männern, die leicht in verbale (»Hure«, »Schlampe«) oder handfeste Aggressionen umschlagen können. Die zuvor noch angehimmelte »Traumfrau« wird nun mit allen Mitteln zu zerstören versucht.

Weil die Lasten der Reproduktion bei uns Menschen so eindeutig zu Ungunsten der Frauen verteilt sind, sind Frauen oft unzufrieden damit, wie wenig sie von Männern dabei unterstützt werden. Zahlreiche Männer interessieren sich kaum für ihren Nachwuchs, den sie in die Welt setzen. Viele kommen noch nicht einmal finanziell für deren Unterhalt auf. Nicht wenige Männer verlieren das Interesse an einer schwangeren

Frau und wenden sich lieber einer anderen zu, die (noch) nicht schwanger ist.

Auch Frauen sind einem Seitensprung nicht abgeneigt, wenn sie empfängnisbereit sind, und nehmen es in Kauf, ihren Partner damit psychisch zu verletzen und ihm möglicherweise sogar ein Kind unterzuschieben.

Konflikte innerhalb der Geschlechter

Frauen konkurrieren um attraktive Männer, Männer duellieren sich möglicherweise wegen einer Frau, auf die beide ein Auge geworfen haben. Neid und Eifersucht sind die Folgen davon. Frauen wie Männer versuchen, lästige Rivalen oft mit allen Mitteln auszubooten. Möglicherweise ist es sogar diese innergeschlechtliche Rivalität, warum es uns Menschen so schwerfällt, solidarisch zu denken und zu handeln. Wir meinen, es ginge uns besser, wenn wir in der Geschlechterhierarchie weit oben stehen, übersehen dabei aber den unablässigen Stress, den wir uns selbst und anderen damit bereiten. So isolieren wir uns und werden einsam.

Konflikte zwischen Eltern- und Kinderinteressen

Circa jede vierte Schwangerschaft wird bewusst unterbrochen. Kinder, die einen Abtreibungsversuch überlebt haben, sind auch nachher nicht willkommen. Ein Wunschkind zu sein, ist ebenso keine Garantie für ein glückliches Wachsen und Gedeihen. Solche Kinder stehen häufig unter dem Druck der elterlichen Wünsche und Sehnsüchte, die sie erfüllen sollen. Sie sollen u. a.

- den Hof oder die Firma übernehmen,
- depressive Eltern glücklich machen,
- ein verstorbenes Geschwister ersetzen,
- beruflich das werden, was die Mutter oder der Vater nicht geschafft haben,
- sich um die eigene Mutter wie eine Mutter kümmern, weil diese selbst unter Muttermangel gelitten hat,
- für den Vater der Spielkamerad sein, den er als Kind nicht hatte.

Aus meiner psychotherapeutischen Praxis weiß ich, dass viele Kinder weder gewollt noch geliebt noch ausreichend vor Gewalt und sexuellen Übergriffen geschützt worden sind. Ihre eigenen Eltern haben sie schwer traumatisiert.

Konflikte zwischen Geschwistern

Auch wenn Geschwisterliebe die vorherrschende Idealvorstellung ist und es auch viel Geschwisterliebe gibt, sieht die Realität von Geschwisterbeziehungen oft erschreckend anders aus, vor allem wenn die Eltern traumatisiert sind. Geschwister konkurrieren um die Mutter als Nahrungsquelle. Schon vorgeburtlich kann sich ein Zwilling auf Kosten des anderen durchsetzen, sodass dieser früh stirbt. Je kürzer der Abstand zwischen zwei Geburten ist, desto schwerer fällt es einer Mutter, beiden Kindern die notwendige Zuwendung zu geben. Geschwister erleben sich dann als Rivalen um die Gunst der Mutter, möglicherweise auch um die des Vaters. Auch wenn es um das Erbe geht, setzt sich der Streit zwischen den Eltern bei den Kindern häufig fort.

Konflikte zwischen verschiedenen Populationen

Eine Population, die sich erfolgreich und schnell vermehrt, expandiert territorial. Dadurch ist sie meist eine Bedrohung für andere Populationen von Lebewesen, die ein benachbartes Territorium besiedeln. Grundsätzlich gilt dies für die Menschen insgesamt. Sie haben sich so erfolgreich auf dieser Erde vermehrt, dass sie andere Populationen von Lebewesen immer mehr aus ihren Lebensräumen verdrängen und das Aussterben ihrer Art verursachen.

Da die Menschen keine einheitliche Population darstellen, kommen sie sich als soziale Verbände auch laufend gegenseitig in die Quere. Es gibt mehrere Möglichkeiten, wie solche Konflikte ausgehen:

- Feindliche Übernahme von Population A durch Population B: Dies kennen wir aus der Menschheitsgeschichte in Form von Eroberungsfeldzügen, Kolonialismus, Imperialismus und Kapitalismus. Die unterlegene Population wird zur Seite gedrängt, unterdrückt, verarmt, versklavt. Das kann bis zum Völkermord gehen.

- Assimilation: Population A wandert in Population B ein und übernimmt weitgehend deren Spielregeln. Dies ist bei Arbeitsmigration, Asylsuche, Kriegsvertreibung und Hungermigration der Fall.
- Durchmischung: Population A und B durchmischen sich oder leben in friedlicher Koexistenz nebeneinander her.

Im Zusammentreffen mit anderen Populationen meint jede, die bessere zu sein. Religiöse, rassistische und nationale Ideologien dienen als Argumente dafür. Daher sind die meisten Populationen in ihrer Wahrnehmung der Realität höchst selektiv und in ihren eigenen Denkmustern gefangen.

Die Population, die sich stärker vermehrt, drängt früher oder später nach der politischen, wirtschaftlichen und ideologischen Herrschaft auf dem Gebiet, auf dem sie lebt. Wird die bislang herrschende Population zu einer Minderheit, kommt es meist zu Unterdrückungsmaßnahmen gegen die aufstrebende Mehrheit, was zu einem Dauerkonflikt wird, da sich Populationen gerade dann schneller vermehren, wenn sie in Armut und Elend leben. Ihnen fehlen die Bildung, die materiellen Mittel und die geistige Bereitschaft, eine effektive Empfängnisverhütung zu praktizieren. Es ist seit langem erwiesen, dass die Anzahl der Kinder einer Frau mit ihrem Bildungsstand korreliert. Wenn Frauen über sich und die Welt Bescheid wissen, wollen sie auch selbst darüber bestimmen, ob, wann und wie viele Kinder sie in die Welt setzen. Während ungebildete Frauen bereits mit 15 Jahren ihr erstes Kind bekommen, liegt das Gebäralter bei Akademikerinnen mittlerweile bei fast 30 Jahren. Die Zeitspanne für den Generationswechsel hat sich hier fast verdoppelt.

Konkurrenz oder Kooperation?

Wir haben grundsätzlich die Wahl, in unseren zwischenmenschlichen Beziehungen konkurrenzorientiert oder kooperativ zu sein:

- Konkurrenzorientierung bedeutet: Aggressivität, Allianzen gegen andere schmieden, andere behindern, Angst, Destruktivität, Eifersucht, Gewinnen wollen, Gier, Habsucht, Kapitalismus, Kolonialismus, Krieg, Lüge, Ideologien verbreiten, Imperialismus, Intoleranz,

Machtstreben, Manipulation, Neid, Rassismus, Rücksichtslosigkeit, Selbstüberhöhung, sich dumm stellen, Stress, Unterdrückung, Zynismus …
- Kooperativität heißt: gemeinsam nach Wahrheiten suchen, Kompromisse finden, Liebe, konstruktive Kritik, Mitgefühl, Offenheit, Rücksichtnahme, Selbstverwirklichung, Wertschätzung …

Babys und Kleinkinder zeigen von sich aus kooperatives Verhalten. In einem konkurrenzorientierten Umfeld lernen sie aber auch schnell, rücksichtslos und eigensüchtig zu werden. Konkurrenz erzeugt ein brüchiges Selbstwertgefühl (Kohn 1989) und vergiftet zwischenmenschliche Beziehungen auf allen Ebenen:

- zwischen Eltern und Kindern,
- zwischen Männern und Frauen,
- in der Wirtschaft,
- in der Politik.

Angesichts der gravierenden Interessenskonflikte, die mit der sexuellen Fortpflanzung verbunden sein können, sollte sich niemand unter Druck setzen lassen oder sich selbst dazu zwingen, Sex zu haben, Mutter oder Vater zu werden, ohne das tatsächlich zu wollen. Sexualität ist ein kreatives Potenzial, das in jedem von uns Menschen innewohnt. Dieses darf jedoch nicht blind und rücksichtslos gegen sich selbst und seine vorhersehbaren Folgen für Partnerschaften, familiäre Strukturen und Populationskonflikte ausgelebt werden. Die Menschheit wird nicht aussterben, wenn sich Männer oder Frauen entschließen, nur einige wenige Kinder in die Welt zu setzen oder ganz kinderlos zu bleiben. Das weitere Ansteigen der Weltpopulation von derzeit bereits 7,5 Milliarden Menschen wird ohnehin noch ungeahnte Probleme aufwerfen. Wie anders würden die meisten Gesellschaften auf dieser Erde aussehen, wenn Frauen selbstbewusst auftreten und sagen: Wir gebären nur dann Kinder, wenn wir das selbst wirklich wollen und ausreichend psychisch und sozial dabei unterstützt werden. Wir wollen als Mütter für unsere Kinder ausreichend lange körperlich und emotional präsent sein können, damit sie sich zu psychisch und körperlich gesunden Personen entwickeln können. Wir wollen keine Kinder zur Welt bringen und aufziehen, nur damit sie nachher als Arbeitssklaven schuften müssen, Kanonenfutter auf Kriegsschauplätzen werden oder das Heer armer Menschen noch weiter vermehren.

Es braucht eine klare innere Entscheidung dafür, damit das Mutter- wie Vatersein mehr als persönlicher Vorteil denn als Nachteil erlebt werden kann. Wem aufgrund seiner eigenen Traumatisierungen die Fähigkeiten fehlen, einem Kind ein klares Ich als Gegenüber und Liebe und Nähe anzubieten, sollte sich darum bemühen, durch entsprechende Therapien diese Mängel zu beheben. Auch während einer Schwangerschaft kann dazu noch ausreichend Zeit sein. Dass sich die eigene Psychotrauma-Biografie bei den eigenen Kindern fortsetzen wird, ist nicht Schicksal oder Zufall, sondern eine klar vorhersehbare Tatsache.

Eltern zu werden, seinen Kindern eine gesunde Entwicklung zu ermöglichen, ist nichts, was in einer Gesellschaft so einfach nebenher gemacht werden kann. Es ist vielleicht sogar die wichtigste gesellschaftliche Aufgabe, damit das Zusammenleben in einer Gesellschaft und zwischen verschiedenen menschlichen Populationen möglichst konstruktiv statt destruktiv gestaltbar wird. Traumatisierte Kinder werden zu traumatisierten Erwachsenen, zu traumatisierten Liebenden und zu traumatisierenden Eltern, sie werden zu erwachsenen Männern und Frauen, die in der Gesellschaft mit ihren Trauma-Überlebensstrategien viel Unheil anrichten – so endet, was bei jedem Einzelnen in seiner frühen Kindheit beginnt, in immer mehr traumatisierten und sich gegenseitig traumatisierenden Gesellschaften (Ruppert 2018).

SEXUELLES PSYCHOTRAUMA

Die menschliche Psyche

Die menschliche Psyche ist ein Informationsverarbeitungssystem, das den gesamten Organismus bis in jede Zelle durchdringt. Über Schwingungen, Körperflüssigkeiten, Nervenzellen, Organe und das Gehirn als Zentralorgan erfasst dieses System die Realitäten innerhalb und außerhalb des menschlichen Organismus, damit dieser sich selbst erhalten und fortpflanzen kann. Das meiste geschieht unterhalb der Bewusstseinsschwelle. Nur ein Bruchteil aller verarbeiteten Informationen wird dem einzelnen Menschen als Realität bewusst. Nur mithilfe unseres Bewusstseins können wir die Realität gezielt beeinflussen und in unserem Sinne verändern. Das schließt auch ein, dass wir manches bewusst besser nicht tun und es geschehen lassen.

Die menschliche Psyche ist ein multimodales System. Es umfasst das Wahrnehmen (sehen, hören, riechen, schmecken, spüren), intuitives Erfassen von Beziehungen, Fühlen, Vorstellen, Denken, Erinnern, Ich-Sein, Wollen und die Handlungssteuerung. Diese psychischen Funktionen sind

- selektiv auf die jeweiligen Lebenslagen und eigenen Interessen und Bedürfnissen hin ausgerichtet,
- adaptiv, um sich an unterschiedliche Umgebungen anzupassen und sie sich zu eigen zu machen,
- kreativ, indem sie etwas hervorbringen oder erfinden, was es zuvor so noch nicht gegeben hat und
- reflexiv, d.h. die menschliche Psyche kann sich selbst erkennen und dadurch verändern.

Zwar ist das menschliche Gehirn ein besonderes Organ, um bewusste psychische Höchstleistungen zu erbringen, doch ist der gesamte menschliche Körper zu psychischen Erkenntnisleistungen fähig. Jede einzelne Zelle kann über Schwingungen und chemische Niveauveränderungen Informationen aufnehmen, verarbeiten und Informationen an ihre Umwelt abgeben.

Die Grundfunktionen der Psyche existieren von Beginn des Lebens eines Menschen an, also bereits nach der Vereinigung von Ei- und Samenzelle. Sie brauchen für ihre Entwicklung ein wohlwollendes Umfeld, dass ihre Potenziale zur vollen Entfaltung kommen lässt. Gerade in ihrem Entstehen, also vorgeburtlich und bis zum Alter von drei Jahren, sind die psychischen Funktionen leicht irritierbar und schnell zu überfordern. Daher ist alles, was in dieser frühen Zeit geschieht, von großer Bedeutung für das weitere Leben eines Menschen. Die prä-, peri- und postnatale Psychologie hat diesbezüglich inzwischen sehr viel Wissen angesammelt (Evertz et al. 2014). Die Forschung zeigt, dass Ungeborene wie Neugeborene äußerst wach für das sind, was mit ihnen und in ihrer Umwelt geschieht (Chamberlain 2010). Im Folgenden ein Erfahrungsbericht dazu, den mir ein Teilnehmer meiner offenen Abendgruppe zur Verfügung stellte.

Die Not der Mutter schon im Mutterleib spüren

»Gegen Ende der Schwangerschaft waren meine Eltern in Schockstarre. Als in ihrem Holzhaus ein Zimmer frei wurde, in den anderen Zimmern waren nach dem Ende des 2. Weltkriegs Flüchtlinge zwangseinquartiert worden, hatten sie auf Pump einen Schuhladen eingerichtet. Als die Gemeindeverwaltung dies mitbekam, drohte sie ihnen wegen Zweckentfremdung die Zwangsräumung an, wenn sie den Raum nicht umgehend wieder als Wohnraum zur Verfügung stellten. Dabei hatten sie kaum genug Geld, um sich etwas zum Essen zu kaufen. In diese Situation hinein wurde ich geboren.

Wie ich über eine hypnotische Meditation erkennen konnte, habe ich das in der Gebärmutter voll mitbekommen und wollte mich aus Liebe zu meiner Mutter, um ihr nicht auch noch zusätzlich Umstände zu

machen, am liebsten zurückentwickeln und aufhören zu sein. Ich kam wie tot und völlig erstarrt zur Welt. Während dieser Meditation war ich sehr überrascht, wie stark die Einheit zwischen Mutter und Kind war, wie ein gemeinsamer Organismus. Im Säuglingsheim habe ich dann endgültig beschlossen, nicht zu sein. Mein Vater hatte mich ohne das Einverständnis meiner Mutter aus der Kinderstation des Krankenhauses abgeholt und dort abgegeben.«

Grundsätzlich kann sich die menschliche Psyche in drei unterschiedlichen Zuständen befinden:

- Wohlfühlzuständen, in denen sie für die Realitäten optimal offen ist, weil der betreffende Mensch sich nicht existenziell bedroht fühlt. Wohlfühlzustände sind u. a. die Grundlage für lustvolles Erleben von Sexualität.
- Stresszuständen, in denen eine existenzielle Bedrohung erlebt wird, was zu einer Verengung der Realitätswahrnehmung führt. In solchen Zuständen ist das Erleben lustvoller Sexualität nicht möglich. Sexualität ist dann mit Angst, Wut und Aggression gepaart.
- Traumazuständen, in denen die Realität ausgeblendet werden muss, weil es für die Psyche unmöglich ist, sie zu verarbeiten. Sexualität kann dann nur in einem dissoziierten Zustand erlebt und ausgeübt werden.

Die psychische Identität eines Menschen besteht aus der Summe seiner Lebenserfahrungen von seiner Entstehung an. Um psychisch gesund zu sein, muss ein Mensch Folgendes zum Ausdruck und zur Entfaltung bringen können:

- sein eigenes Ich,
- seinen eigenen Willen,
- seine eigenen Wahrnehmungen,
- seine eigenen Gefühle,
- seine eigenen Vorstellungen,
- seine eigenen Gedanken,

- seine eigenen Worte und seine eigene Sprache,
- seine eigenen Handlungen.

Wir Menschen sind soziale Wesen. Unsere Psyche ist auf das Zusammenleben mit anderen Menschen ausgerichtet. Wir können mit unserer Psyche Beziehungen hervorragend erfassen und gestalten. Ich nehme sogar an, dass wir dafür einen eigenen Sinn haben, den Beziehungssinn, der ähnlich arbeitet wie andere Wahrnehmungssinne, also das Sehen, Hören, Riechen etc. Unser Sinn für Bindungsbeziehungen funktioniert unmittelbar, spontan und ohne den Umweg über höhere kognitive Funktionen.

Auch wenn aufgrund dessen das Risiko besteht, dass sich ein Mensch nur schlecht von einem anderen Menschen abgrenzen kann, vor allem wenn er mit diesem fühlt, ist es dennoch wesentlich, dass die jeweilige Psyche eines Menschen personal ist, also nur zu diesem speziellen Menschen gehört und im eigenen Ich seinen Referenzpunkt hat. Verliert die Psyche ihre Personalität, geht also der Ich-Bezug verloren, gerät die gesamte Psyche in einen Zustand des Ausgeliefertseins an die Einflüsse von außen. Ohne eigenes Ich kann die Psyche eines Menschen von der Psyche anderer Menschen gleichsam gekapert werden (z. B. von der eigenen Mutter oder vom eigenen Vater). Nur eine Ich-zentrierte Psyche kann konstruktive Beziehungen mit anderen Menschen gestalten, bei denen jeder er selbst bleiben kann.

Die menschliche Psyche ist ein Ergebnis der Evolution des Lebens. Sie verfügt daher auch über instinkthafte Funktionen, die das Leben und Überleben unserer menschlichen wie tierischen Vorfahren bereits vor Millionen von Jahren gesichert haben. Sie ist ein sich weiterentwickelndes und offenes System, das für die Realitätserkennung nicht genetisch determiniert ist. Gene sind nur das Potenzial, das angesammelte Wissen, wie Leben funktioniert. Die Psyche nutzt die für sie hilfreichen Gene in dem Maße, wie dies für die Bewältigung der jeweiligen Lebensrealitäten notwendig ist.

Die menschliche Psyche ist enorm lernfähig. In einem stetigen Entwicklungsprozess kann sie ihre Qualitäten immer weiter entfalten, solange keine Traumatisierungen stattgefunden haben. Menschsein heißt demnach Menschwerden. Jeder Mensch ist selbst Teil der Evolution und bestimmt diese mit. Traumatisierungen schränken die Entfaltung menschlicher Potenziale erheblich ein. Psychotraumata können Menschen auf vormenschliche Stufen der evolutionären Entwicklung zurückwerfen. Vor allem wenn die emotionale Erfassung der Realitäten nicht mehr funktioniert, stimmen auch die kognitiven Einschätzungen nicht mehr. Wir erkennen dann logische Widersprüche nicht und verfangen uns immer mehr in unserem eigenen Gespinst von Gedanken. Wir werden zunehmend verwirrt.

Allgemeine Merkmale eines Psychotraumas

Psychotraumata sind die Folgen von Lebenserfahrungen eines Menschen, die seine psychischen Bewältigungsmöglichkeiten übersteigen und ihn in einen Zustand des Ausgeliefertseins, der Ohnmacht und Hilflosigkeit führen. Der Anlass für das Überwältigtsein kann ein Zuviel an Informationen sein, die die Psyche nicht verarbeiten kann, z. B. während eines Autounfalls. Die menschliche Psyche wird vor allem auch dann traumatisiert, wenn das, was sie erlebt, in sich widersprüchlich ist und das Selbst- und Weltverständnis infrage stellt (Fischer und Riedesser 1998). Wenn also ein Kind von seinem Vater geschlagen wird, den es liebt, dann versteht es das nicht. Ist er mein lieber Papa oder ist er ein böser Mann? Wenn der Vater auch noch behauptet, er müsse das Kind schlagen, damit es später einmal ein guter Erwachsener werde, und das sei eigentlich ein Liebesdienst an ihm, dann ist für das Kind die Verwirrung komplett. Die Psyche kann hier ihre fundamentale Funktion nicht mehr erfüllen, dem Kind die Wirklichkeit zu vermitteln. Was stimmt nun: Geschlagen werden tut mir weh? Oder muss ich geschlagen werden, damit ich später erwachsen werde, um dann auch wieder Kinder zu schlagen?

In solchen Situationen gerät der menschliche Organismus zunächst in Stress. Er versucht durch Angriff oder Flucht die wahrgenommene Gefahr zu beseitigen oder ihr zu entkommen. Solange der betroffene Mensch noch zu körperlichen Reaktionen fähig ist, kann die mobilisierte Energie genutzt und damit auch abgebaut werden. Sobald klar ist, dass dies nicht geht und nur noch zu weiteren Bedrohungen und Schmerzen führt (was für Kinder im Verhältnis zu ihren körperlich und psychisch überlegenen Eltern der Normalfall ist), wird die Notbremse gezogen und der Organismus schaltet in den Trauma-Notfallmechanismus um. Der Körper hat Vollgas gegeben und muss nun eine Vollbremsung hinlegen. Dies bedeutet, dass die körperlichen Bewegungen einfrieren, es zunächst zu einem Erstarrungs- und später auch zu einem völligen Erschlaffungszustand kommen kann (Huber 2003; Levine 1998). Der betreffende Mensch unterwirft sich der für ihn nicht abwendbaren Bedrohung, also oft einem Täter. Bei weiterhin überwachem Wahrnehmungszustand werden die in der traumatisierenden Situation vorhandenen Gefühle (Angst, Wut, Ekel, Scham) und Empfindungen (Hitze, Kälte, Schmerz) durch dafür vorgesehene Hormone und Neurotransmitter betäubt. Die betreffende Person spürt dadurch ihren Körper und damit sich selbst nicht mehr. Sie erlebt sich wie in einem Kokon unerreichbar, aber scheinbar geschützt. Es kommt zu einem geistigen Wegdriften; die aktuelle Realität wird nicht mehr adäquat und vollständig, sondern nur noch bruchstückhaft, nebulös und schemenhaft erfasst. Der betroffene Mensch kann sich später auch nicht mehr bewusst erinnern, was er erlebt hat. Es findet also insgesamt eine Aufspaltung kohärenter psychischer Strukturen statt. Wahrnehmen, Spüren, Fühlen, Denken, Erinnern und Handeln passen nicht mehr zusammen und beginnen, als Anteile ein und derselben Person ein Eigenleben zu führen.

Selbst wenn ein Mensch eine traumatisierende Situation durch Zufall oder weil der Täter schließlich von ihm abließ, überlebt hat, kommt es leider nicht wieder von selbst zum Auflösen dieser inneren Zustände und zu einer Integration der psychischen Fragmentierungen. Sie bleiben vielmehr dauerhaft vorhanden, insbesondere dann, wenn der Kontakt mit dem Täter weiterhin besteht und für das Opfer unausweichlich ist, also vor allem bei Kindern, die weiter mit einem sie traumatisierenden Elternteil zusammenleben müssen. Da die abgespaltenen Traumaenergien jederzeit wieder getriggert werden können, muss von nun an ein eigener psychischer Mechanismus etabliert werden, der sofort mit Gegenmaßnahmen reagiert, sobald die Traumaenergien wieder aktiviert werden. Dadurch muss der Gesamtorganismus viel Energie darauf verwenden, sich selbst in Schach zu halten, um nicht außer Kontrolle zu geraten. So führen Psychotraumata zu einer inneren Aufspaltung der gesamten Person. Ihre psychische und körperliche Einheit geht verloren. Der Bezug zwischen Körper und Geist lockert sich extrem auf. Es gibt diesen Menschen nun im Prinzip dreifach:

- als jemand, dessen Psyche weiterhin die Realität erfassen und begreifen kann, solange er nicht mit Wahrnehmungen konfrontiert ist, die sein Psychotrauma triggern;
- als jemand, der sich noch immer im Traumazustand in Bezug auf die auslösende Situation befindet, und
- als jemand, der versucht, die Realität seiner Ohnmachtserfahrung zu verleugnen und zu verdrängen (siehe Abbildung 3).

Traumatisiert zu sein, gehört somit von nun an zu seiner Identität und ist gleichzeitig die Ursache dafür, seine ursprünglich gesunde Identität nicht weiter entfalten zu können. Psychotraumaerfahrungen sind also nichts, was zu vernachlässigen und als Nebensächlichkeiten abzutun wären. Ich verstehe mein eigenes Leben ab jetzt nur, wenn ich die Tatsache meines Traumatisiertseins mitberücksichtige. Auch andere können mich nur begreifen, wenn sie wissen, dass ich die Realität auf drei unterschiedlichen Ebenen erlebe und mich entsprechend widersprüchlich verhalte. Ich handle zuweilen aus meinen gesunden Anteilen heraus, ich gerate aber auch immer wieder in Retraumatisierungszustände oder ich befinde mich im Dauerstresszustand, wenn meine Überlebensanteile agieren. Oft schalte ich dann, wenn ich mich bedroht fühle, ohne den Zwischenschritt der Stressreaktion gleich in den Trauma-Notfallmechanismus um. Je öfter das geschieht, umso schneller geht das. Ich bin von nun an solange traumatisiert und innerlich gespalten, bis ich einen Weg finde, meine psychische Fragmentierung wieder aufzuheben.

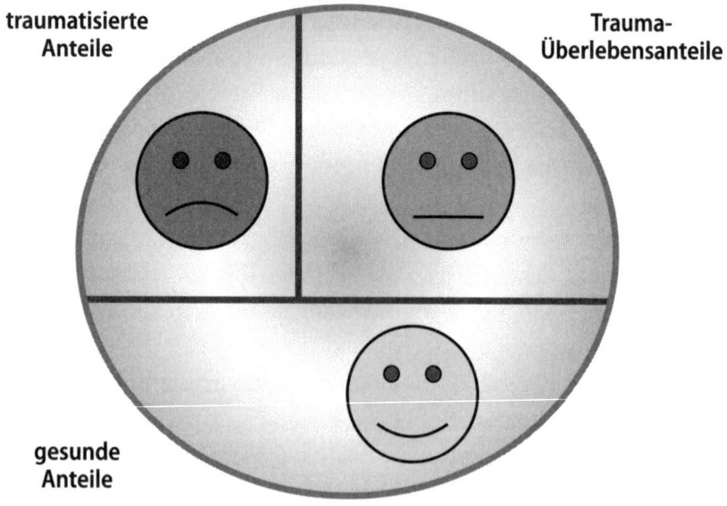

Abbildung 3: Spaltung eines Menschen nach einer Psychotrauma-Erfahrung

Es ist fatal, dass wir uns im Zustand der Traumatisierung unserer Psyche sehr schwer damit tun, gesunde psychische Reaktionen von Trauma-Überlebensstrategien zu unterscheiden. Das Prinzip der Überlebensstrategien besteht darin, die Realität der eigenen Traumatisierung nicht wahrhaben zu können. Daher wird noch immer so getan, als ließe sich die Traumatisierung, die schon längst geschehen ist, verhindern. Dadurch wird unendlich viel Lebensenergie und Lebenszeit darauf verwendet, sich vor etwas zu schützen, was schon längst geschehen ist. Das hat für das Leben von jedem Einzelnen wie für das Zusammenleben enorme schädliche Auswirkungen. Die Illusion, etwas verhindern zu können, was schon passiert ist, führt paradoxerweise dazu, weitere Traumata zu erzeugen.

- Abgespalten von unseren Gefühlen entwickeln wir eine Pseudorationalität, mit der sich alles als vermeintlich notwendig und als unabweisbarer Sachzwang begründen lässt (Kinder schlagen, vergewaltigen, töten, Rüstungsgüter exportieren, Bomben werfen).

- Wir normalisieren, was verwirrt und verrückt ist (z. B. Prostitution und Pornographie).
- Wir berufen uns auf andere, die dasselbe denken und tun, was bei Licht betrachtet nicht in Ordnung ist, weil es uns selbst und anderen Menschen schwer schadet (»Das ist bei uns eine kulturelle Tradition!«).
- Wir wehren uns vehement dagegen, wenn jemand unseren »Kopfgeburten«, die wir als Überlebensstrategien entwickeln, widerspricht.
- Wir verwenden eine scheinwissenschaftliche Sprache, erfinden Begriffe, hinter denen die Grausamkeit der Realität, die wir aus unseren Trauma-Überlebensstrategien heraus kreieren, verschwindet (z. B. »Kollateralschaden«, wenn bei einem Drohnenangriff unschuldige Menschen getötet werden; »Mastektomie«, wenn sich eine Frau ohne körperliche Not die Brüste abschneiden lässt).
- Wir diskutieren das Für und Wider unmenschlichen Verhaltens, wo es eigentlich nichts zu diskutieren gäbe.
- Wir berufen uns auf vermeintliche Gefühle und Empfindungen, wo im Grunde gar keine realen Gefühle vorhanden sind.
- Wir leben in einer Scheinwelt und merken es nicht.
- Wir denken stets, die anderen sind schuld.
- Wir moralisieren und bewerten statt bei den Fakten zu bleiben.
- Wir saugen andere Menschen in den Strudel unserer Trauma-Überlebensstrategien hinein.

Trauma-Überlebensstrategien suchen nach Bestätigung von außen, weil sie den sicheren Bezugspunkt in sich selbst nicht haben. Sie wollen als normal und vernünftig gelten und von anderen anerkannt werden. Ein kleines Cartoon (siehe Abbildung 4), gemalt von zwei Seminarteilnehmerinnen, bringt das pointiert zum Ausdruck. Wer »beruhigende Lügen« anbietet, hat bei traumatisierten Menschen mehr Nachfrage als jemand, der »unerfreuliche Wahrheiten« erzählt.

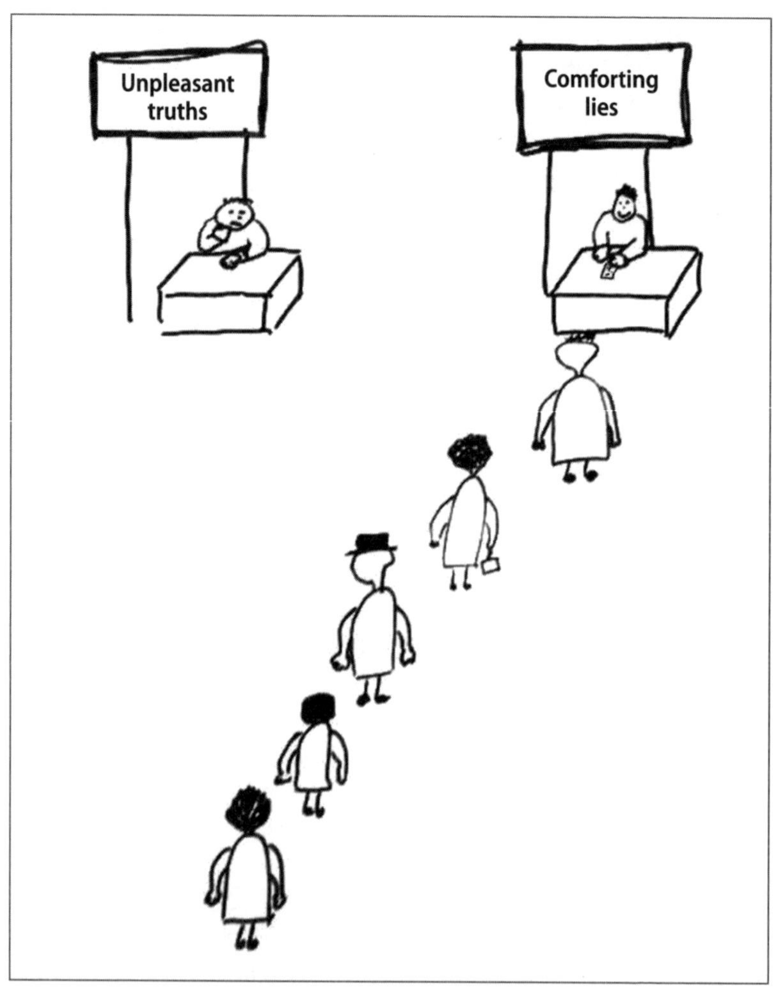

Abbildung 4: Was will ich: beruhigende Lügen oder unerfreuliche Wahrheiten?

Schwierige Gefühle: Wut, Scham, Stolz und Ekel

Da Wut, Scham, Stolz und Ekel Gefühlsqualitäten sind, die eng mit Sexualität assoziiert sind, möchte ich sie im Folgenden etwas näher betrachten. Gefühle können meines Erachtens unter drei Aspekten analysiert werden:

- Was sind die jeweiligen Gefühle an sich?
- In welchem Beziehungs- und sozialen Kontext entstehen sie?
- In welchem Abschnitt des von mir entworfenen Spaltungsmodells sind sie zu verorten?

Wut

Wenn wir abgelehnt, angegriffen und verletzt werden, ist Wut eine angemessene Gefühlsreaktion. Sie kann uns helfen, uns zu verteidigen und zu schützen. In Traumasituationen jedoch hilft diese Wut nicht weiter, weil der Täter stärker ist und die Situation noch lebensbedrohlicher wird, wenn wir uns wehren. Daher muss die Wutreaktion unterdrückt und abgespalten werden.

Diese verdrängte ohnmächtige Wut bleibt als Traumagefühl erhalten. Sie wirkt, wie alle Traumagefühle, als Hintergrundmelodie in das tägliche Leben hinein. Gegenüber Stärkeren getrauen wir uns nicht, diese Wut zu äußern. Personen, die wir als schwächer als uns selbst einschätzen, sind jedoch in großer Gefahr, dass wir unser angestautes Wutpotenzial an ihnen abreagieren. Das machen schon Kinder, die die Wut auf ihre Eltern an anderen Kindern (z. B. ihren Geschwistern) ausleben.

In Richtung der ursprünglichen Täter bleibt meist ein Rachebedürfnis, das unbewusst weiterwirkt. Viele vergewaltigte Frauen würden ihren Peinigern am liebsten den Penis abschneiden, wenn sie könnten. Dies führt zu einer Täterfixierung, und oft werden dann alle Männer unter Generalverdacht gesetzt, ein potenzieller Vergewaltiger zu sein. Allein schon der Geruch von Männern ist für viele sexuell traumatisierte Frauen kaum zu ertragen. Über ihre Wut werden Traumaopfer leicht zu Trauma-Täterinnen. Zum Beispiel kann eine sexuell traumatisierte Frau durch einen Männerkontakt getriggert werden und sie reagiert dann aggressiv gegenüber ihrem kleinen Sohn.

Bei Männern ist es häufig so, dass sie ihre Wut ihrer Mutter gegenüber, die sie nicht äußern können, auf andere Frauen umlenken. Daher rächen sie sich zuweilen mit hoher Brutalität an Frauen, die sie mit ihrer Mutter verwechseln. Daraus können grausame Vergewaltigungen oder sogar Tötungen resultieren.

Ich habe es in Therapien bisher noch nicht erlebt, dass die symbolische Abreaktion von aufgestauter Wut den Tätern gegenüber einen wesentlichen Heilungsfortschritt bedeutet hätte. Im Gegenteil, die inneren Spaltungen vertiefen sich sogar, weil die traumatisierten Kindanteile nun Angst vor diesen Wutausbrüchen bekommen. Daher gehören solche Wutausbrüche sowohl bei den Opfern wie bei den Tätern zu ihren Psychotrauma-Überlebensstrategien, die im Endeffekt nur weiteren Stress erzeugen und möglicherweise sogar neue Psychotraumata. Ein Ausstieg aus einer Täter-Opfer-Dynamik gelingt so nicht.

Scham

Wenn wir uns schämen, steigen Hitzewellen in uns hoch. Wir bekommen Herzrasen, einen hochroten Kopf und glühende Ohren. Wir wollen uns am liebsten verstecken, im Boden versinken oder uns in Luft auflösen. Wir schämen uns, weil wir etwas getan oder auch nur gedacht haben, was unseren eigenen Ansprüchen und Maßstäben und denen anderer Menschen, die für uns wichtig sind, widerspricht. Wir können uns auch schämen, weil wir von anderen beschämt werden und diese ihre Bewertungsmaßstäbe an uns anlegen, z. B. meinen, dass wir körperliche Mängel hätten, nicht ordentlich angezogen seien, gelogen hätten, dumm seien.

Kleine Kinder haben normalerweise noch kein Schamgefühl in Bezug auf ihre Nacktheit und ihre Genitalien. Sie spüren jedoch mit ihren feinen Antennen schnell, ob die Mutter oder der Vater das gut oder schlecht finden, wenn sie sich nackt zeigen oder in ihren ersten körperbezogenen Explorationsphasen an ihren Genitalien herumspielen. Moralische und religiöse Gebote beziehen sich sogar bevorzugt auf den Bereich des Geschlechtlichen und zielen darauf ab, Kinder zu einem sittlichen und »keuschen« Verhalten zu bringen.[10]

Scham gehört zu einer gesunden Psyche dazu, weil dieses Gefühl uns daran erinnert, dass wir einen Fehler gemacht oder etwas getan haben, was für die Gemeinschaft, in der wir leben, nicht angemessen ist. Wobei es darauf ankommt, ist, ob die jeweilige Gemeinschaft ebenfalls aus ihren gesunden Anteilen heraus lebt und keine unsinnigen Vorschriften macht. So wird vermutlich in den meisten heutigen Gesellschaften niemand ernsthaft widersprechen, dass Sex mit Kindern nicht erlaubt ist.

Wer das dennoch macht, hat allen Grund, sich dafür intensiv zu schämen.

Wenn Schamgefühle so groß werden, dass sie in das bestehende Gefüge der Psyche nicht zu integrieren sind, wenn ein Mensch also keinen Weg findet, mit den Ursachen und Auslösern der Scham zurechtzukommen, landen Schamgefühle in meinem Spaltungsmodell im Bereich der traumatisierten Anteile. Sie müssen betäubt, unterdrückt und weggesperrt werden. Sie haben so keine Chance, verarbeitet zu werden. Deswegen können erwachsene Menschen noch immer Kindanteile in sich haben, die sich zu Tode schämen. Weggepackt werden müssen auch all die Schamgefühle, die entstehen, wenn wir etwas machen, was unsere Psyche nicht bewältigen kann, z. B. einem anderen Menschen schweren Schaden zuzufügen oder ihn sogar zu ermorden.

Eines der schlimmsten Traumagefühle ist die Daseins-Scham, also die Scham darüber, überhaupt zu leben (weil einen die eigenen Eltern gar nicht haben wollen) oder in einer bestimmten sozialen Situation da zu sein (z. B. als Mensch auf der Flucht in einem anderen Land). Gegen dieses prinzipielle Nein vonseiten anderer Menschen gegen die eigene Person kann man im Grunde nichts ausrichten. Es geht ja hier nicht um Einzelheiten, die ich falsch mache, die dann auch zu korrigieren wären, sondern um meine Existenz an sich. Ich störe, weil es mich gibt und ich da bin, egal was ich tue oder unterlasse.

Scham kann auch als Trauma-Überlebensstrategie fungieren. Wir schämen uns dann z. B. grundsätzlich und gehen in eine Opfer-Haltung, in der Hoffnung, die Täter, die uns ablehnen, nicht noch weiter zu provozieren. Diese schambasierte Haltung verhindert es, ihre wahren Ursachen aufzuklären. Die Betroffenen sind in diesem Überlebensanteil, der sich dem Täter völlig unterwirft und sich mit ihm sogar identifiziert, in ihrer Scham gefangen. Sie wollen und können nicht darüber sprechen, was ihnen zugefügt wurde und oft noch weiterhin angetan wird.

Das gilt auch für Täter, die andere Menschen traumatisiert haben. Damit konfrontiert, senken sie ihren Kopf, verstummen und können öffentlich nicht zugeben, was sie getan haben. Sie schaffen es damit häufig, dass andere von ihnen ablassen, weil dann ihre Schamgefühle auch auf die anderen überspringen und deren eigene Schamthemen anrühren. Das Ganze endet oft in peinlichem und betretenem Schweigen. Das ist einer der Gründe, warum Sexualtrauma-Täter damit rechnen können, dass kaum jemand ihr Tun direkt anspricht und sie zur Rede stellt. Sie können mit den Schamgefühlen der anderen rechnen. Deshalb gehen sie selbst oft in die Offensive und fangen an, andere zu beschämen, damit diese gar nicht erst den Impuls verspüren, sie wegen ihrer Taten anzuklagen. Wenn eine Mutter z. B. mitbekommt, dass ihr Mann die eigene Tochter sexuell traumatisiert, schweigt sie, weil sie sich schämt, dass ihr Mann das tut. Oft geht der Mann dann in die Offensive und beschuldigt sie, dass sie eine schlechte Frau und Mutter sei.

Stolz

Stolz ist das Gegengefühl zur Scham. Der Körper richtet sich auf, die Brust schwillt an, der Blick ist gerade nach vorne gerichtet. Mütter und Väter bezeichnen sich in Geburtsanzeigen gerne als »stolze Eltern«. Man möchte gesehen und von anderen Menschen für das bewundert werden, was man geleistet hat, oder für das, was man körperlich darstellt. Daher ist Stolz entweder mit besonderen Erfolgen verbunden oder mit dem, wie man seinen Körper durch Schönheitsoperationen, Tätowierungen oder Muskeltrainings gestylt hat.

Auch bei Stolz ist die Anerkennung anderer wesentlich. Sie können gute Gründe haben, uns zu loben. Es gibt leider aber auch viele seltsamen Gründe, warum Menschen mit Medaillen und Orden ausgezeichnet oder hochverehrt werden: für das Töten im Krieg, für das Herrschen über andere Menschen, für das patriarchale Führen einer Familie, inklusive Gewalt gegen Frauen und Kinder, für aus meiner Warte absurde Höchstleistungen bei Weltmeisterschaften und Olympischen Spielen. Eine merkwürdige Verhaltensweise finde ich es auch, wenn Männer ihren Penis fotografieren und diese Bilder über WhatsApp voller Stolz an Frauen versenden. Oder vor ihren Freunden damit angeben, mit wie vielen Frauen sie schon im Bett waren. Aber auch das stolze Präsentieren der tief entblößten Frauenbrust in aller Öffentlichkeit stellt aus meiner Sicht ein grenzwertiges Imponiergehabe dar. Es gehört mehr in den Bereich der Psychotrauma-Überlebensstrategien als in den der gesunden psychischen Anteile.

Das Gefühl von verletztem Stolz kann so übermäßig sein, dass es in diesem Moment nur abgespalten und verdrängt werden kann. Dort führt es dann ein Unruhe-Dasein im psychischen Untergrund. Daraus kann ein enormes Rachebedürfnis als Traumakompensations-Strategie entstehen. Wir möchten demjenigen, der uns so schwer gekränkt hat, Gleiches antun, damit er merkt, wie schmerzhaft das ist. In der unmittelbaren Traumasituation entstehen oft auch ein ungeheures Wutgefühl und ein abgrundtiefer Hass dem Täter gegenüber. Es kann sogar die Bereitschaft entstehen, ihn zu töten. Weil wir in der Abteilung Trauma-Überlebensstrategien aber den ursprünglichen Grund ausblenden und nur noch das Gefühl als nagender Stressfaktor im Bewusstsein vorhanden ist, kann sich das Rachebedürfnis dann auch gegen die Menschen richten, die in der Gegenwart da und in unmittelbarer Reichweite sind. Meist sind das völlig Unschuldige, die uns gar nichts angetan haben, zumindest nicht das, weswegen wir uns so im Mark unseres Daseins verletzt fühlen. Die wahren Schuldigen kommen dann, wie so oft, ungeschoren davon. So verspüren viele vergewaltigte Frauen Hass und Ablehnung gegen alle Männer, selbst wenn sie nur von einem Mann so erniedrigt und gedemütigt wurden.

Es kann durchaus gesunden Stolz geben, der eine psychische Ressource für das weitere Leben eines Menschen sein kann, z. B. wenn man sich mit den Psychotraumata aus der eigenen Kindheit soweit auseinandergesetzt hat, dass sie einem nicht mehr am aktuellen Leben behindern. Wenn jemand z. B. den Mut hat, in einer Therapiegruppe sein sexuelles Psychotrauma offen anzusprechen und daran zu arbeiten, verdient dies Bewunderung.

Ekel

Ekel ist ein Warngefühl, damit wir bestimmte Dinge nicht anfassen, in den Mund stecken oder essen und trinken. Es soll auch verhindern, dass wir manches nicht mit uns machen lassen. Ekelreaktionen sind Übelkeit, Würge- oder Brechgefühle. Ekel kommt häufig in Bezug auf menschliche Körperausscheidungen auf, bei Schweiß, Urin-, Fäkalien-

oder Mundgeruch. Scheidenflüssigkeit, Menstruationsblut und Sperma können ebenfalls heftige Ekelreaktionen auslösen.

Solche natürlichen Ekelreaktionen können allerdings auch dazu missbraucht werden, Sexualität generell zu verteufeln und ein Gegenideal der Reinheit und Sauberkeit aufzubauen. Dann wird behauptet, Sexuelles sei generell unsauber und müsste durch Rituale und Vorschriften reingemacht werden. Genitalbeschneidungen, »Keuschheit« und »Jungfräulichkeit« werden den jungen Frauen und Männern als Doktrin auferlegt und mit Gewalt aufgezwungen. Wenn sie sich dieser Gewalt gebeugt haben, glauben ihre Anteile, die das Trauma überlebt haben, es dann selbst, dass das so sein müsse und es keine Alternative dazu gäbe. Die Opfer machen daraus eine Tradition und üben die Gewalt, die sie selbst erleben mussten, später an ihren Töchtern und Söhnen aus.

Ekelgefühle sind unmittelbarer als Schamgefühle, weil sie weniger mental beeinflussbar und direkt mit Gerüchen oder Geschmackseindrücken verbunden sind. Wenn etwas bestialisch stinkt, fällt es schwer, von anderen davon überzeugt zu werden, dass es in Wirklichkeit köstlich sei. Dennoch sind Geruchs- und Geschmacksempfindungen durchaus auch gewohnheitsabhängig und können schon früh, zum Teil sogar vorgeburtlich geprägt und weitervererbt werden. So fanden epigenetische Forschungen bei Mäusen heraus, dass die Angst vor Kirschblütenduft fortbesteht, wenn bei der Großelterngeneration dieser Duft mit Elektroschocks gekoppelt wurde (Spiegel-Online 2013).

Wer dazu gezwungen wird, seine Ekelgefühle zu ignorieren (z. B. bei einem oralen Sexualverkehr), muss diese abspalten. Dort führen diese Gefühle das bereits angesprochene Schattendasein und können bei unpassender Gelegenheit getriggert werden. Es wird einem dann z. B. in einer Essensrunde plötzlich speiübel, weil die angebotene Speise an Sperma erinnert.

Daher ist immer zu fragen, ob das aktuelle Ekelgefühl tatsächlich etwas mit der gegenwärtigen Situation zu tun hat oder ob es die Folge einer Traumaerinnerung darstellt. Solange wir in unseren Traumaüberlebens-Anteilen sind, werden wir das kategorisch verneinen und lieber einen Grund im Gegenwärtigen suchen, damit wir uns mit unserer Vergangenheit nicht auseinandersetzen müssen: »Ich, sexuell missbraucht worden? Das kann ich mir beim besten Willen nicht vorstellen!« Wir nehmen dann lieber eine Tablette gegen Kopfschmerzen und Übelkeit ein, trinken einen Schnaps oder einen magenberuhigenden Kamillentee.

Die Psychotrauma-Biografie

Der Versuch, Psychotraumata und ihre Folgen in einer allgemeinen Form zu beschreiben und auf den Begriff zu bringen, bedarf einer Konkretisierung, da es unterschiedliche Anlässe und Ursachen für Psychotraumata gibt. Meine ersten Versuche, Psychotraumata voneinander zu unterscheiden, führten zu folgender Klassifikation (Ruppert 2002):

- Existenztraumata: Es geht um Leben und Tod, Todesängste müssen abgespalten werden, panische Übererregungszustände werden zu unterdrücken versucht (z. B. durch Drogen, Medikamente, Wegatmen).
- Verlusttraumata: Der Verlust einer geliebten Person erzeugt unerträgliche Trauer, der Verlustschmerz muss unterdrückt werden, die verlorene Person wird psychisch präsent und am Leben gehalten.
- Bindungstraumata: Einer Mutter gelingt die Bindung an ihr Kind nicht, das Kind muss den Schmerz des Abgelehnt- und Alleinseins unterdrücken, die illusionäre Hoffnung auf Mutterliebe bleibt ein Leben lang bestehen.
- Bindungssystemtraumata: Missbrauch, Inzest oder Mord im Familiensystem führen bei den Opfern wie bei den Tätern zu unerträglichen Schuld- und Schamgefühlen, die abgespalten werden müssen; nach außen wird die Fassade einer heilen Welt aufgebaut.

Aufgrund jahrelanger psychotherapeutischer Erfahrungen mit traumatisierten Menschen weltweit und dem Zwischenschritt, Traumata, die sich vorgeburtlich, während der Geburt und unmittelbar nach der Geburt ereignen, in meine Überlegungen einzubeziehen (Ruppert 2014), bin ich mittlerweile zu folgender Unterscheidung von Psychotraumata gekommen. Diese orientiert sich mehr am Lebensverlauf eines Menschen und geht davon aus, dass es eine logische Abfolge für das Auftreten von psychischen Traumatisierungen gibt (siehe Abbildung 5). Es geht nicht mehr nur um vereinzelt erlebte Psychotraumata, sondern um ein ganzes Leben, das von Anfang an unter dem Einfluss von Psychotraumata stehen kann.

Psychotraumata, die aus Naturkatastrophen entstehen, lasse ich in diesem Modell außen vor, gleichwohl sie ebenfalls traumatisierend im Sinne von Existenz- und Verlusttraumata sein können und vermutlich in Zeiten des Klimawandels immer mehr Menschen auch in den bislang gemäßigten Klimazonen betreffen werden.

Trauma durch eigene Täterschaft
Trauma der Sexualität
Trauma der Liebe
Trauma der Identität

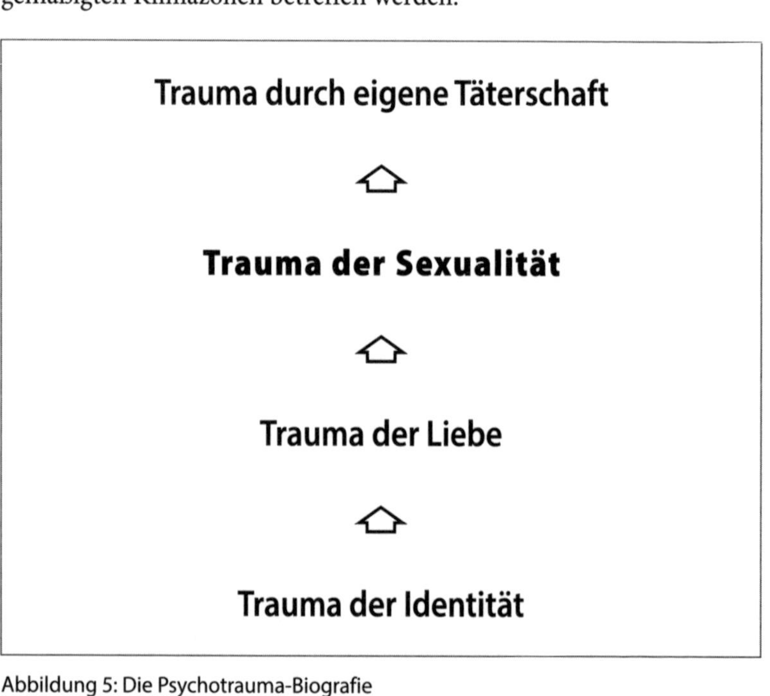

Abbildung 5: Die Psychotrauma-Biografie

Ich definiere und beschreibe im Folgenden zunächst das Trauma der Identität, das Trauma der Liebe und das Trauma der eigenen Täterschaft, also die Kontexte, in die das Trauma der Sexualität eingebettet ist.

Das Trauma der Identität

Es ist ein Widerspruch in sich, wenn eine Frau schwanger wird und ein Kind in ihrem Bauch wächst, das sie gar nicht zur Welt bringen will. So etwas ist für sie körperlich und psychisch unerträglich und auch für das Kind eine Katastrophe, da es zu Beginn seines Lebens auf Gedeih und Verderb auf seine Mutter angewiesen ist und ihre Liebe und ihr Wohlwollen dringend braucht. Das Urtrauma, quasi die Mutter aller menschlichen Traumata ist demnach das »Trauma der Identität«. Meine Mutter lehnt mich ab und will mich nicht. Es soll mich gar nicht geben! Ich soll nicht da sein! Ich bin eine Last und ein Hindernis für sie und ihr weiteres Leben.

Es liegt daher auch nahe, dass die werdende Mutter einen Abtreibungsversuch unternimmt, um das ungewollte Kind wieder loszubekommen, wenn ihre unbewussten Immunreaktionen das nicht von alleine schaffen. Überlebt dieses Kind den Abtreibungsversuch, erleidet es dadurch bereits im Mutterleib eine existenziell bedrohliche Situation.

Das Wesentliche am Identitätstrauma ist, dass bereits das ungeborene Kind das bedingungslose Ja zum eigenen Dasein, die Liebe zu sich selbst, abspalten muss und damit den Bezug zu sich verliert. Es muss sich selbst verraten und im Stich lassen.

Seine Überlebensstrategie besteht dann darin, sich dem Nein seiner Mutter, so gut es geht, anzupassen. Es unterdrückt dann seine Lebensfreude, seine Lebenszuversicht, gibt das eigene Ich und den eigenen Willen preis, um sich den Bedürfnissen und Sichtweisen seiner Mutter möglichst unauffällig unterzuordnen (siehe Abbildung 6).

Das Kind gerät durch diese Selbstaufgabe in einen Zustand prinzipieller Abhängigkeit von seiner Mutter, den es untraumatisiert so niemals fühlen würde. Weil es sein eigenes Ich aufgibt, lebt es nicht mehr aus sich selbst heraus und aus eigener Kraft. Es erlebt sich dann für sein Überleben auf das Außen und die Beziehung zu seiner Mutter dringend angewiesen.

Erschwerend kann hinzukommen, dass eine schwangere Frau selbst gar nicht leben will, mit einem ihrer Anteile einen Sog in den Tod verspürt und sie sich am liebsten umbringen würde. Nicht selten denken ungewollt schwangere Frauen nicht nur an eine Abtreibung, sondern sogar an Selbstmord. Das Kind spürt das in ihrem Bauch und gerät von Anfang an in diesen Todessog seiner Mutter hinein. Es muss sich dann gegebenenfalls ein Leben lang gegen diese Unterströmung in seiner Psyche zur Wehr setzen, um sich nicht selbst in den Tod zu stürzen. Was von außen betrachtet als völlig unverständliche lebenslange Suizidneigung erscheinen mag, hat oft seine Wurzeln in diesem Todeswunsch der Mutter.

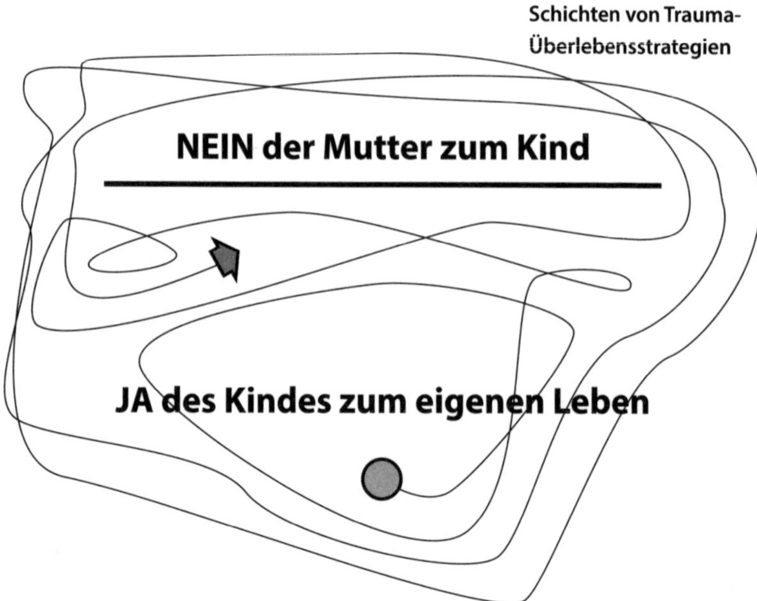

Abbildung 6: Das Trauma der Identität als lebenslange Anstrengung, sich das mütterliche Nein zu eigen zu machen

Grundsätzlich schweben über dem Kind im Uterus energetisch die dunklen Schatten der mütterlichen Traumata, mit deren hormonellen Auswirkungen es nach seiner Einnistung über die Nabelschnur auch direkt verbunden ist. Von außen können auch die väterlichen Traumata bereits auf das noch ungeborene Kind einwirken (siehe Abbildung 7).

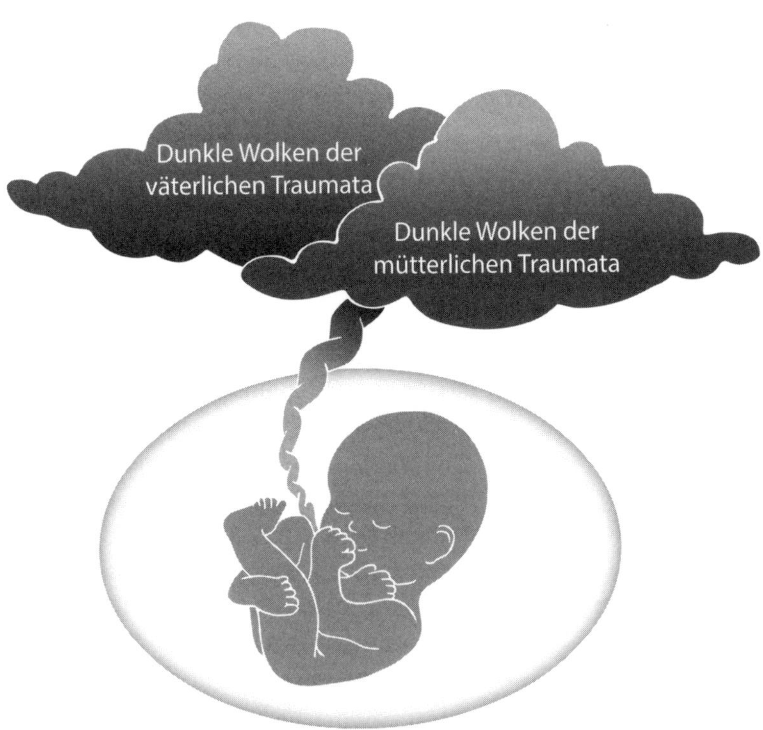

Abbildung 7: Das Kind erlebt schon im Mutterleib die dunklen Wolken der mütterlichen und väterlichen Psychotraumata

In konkreten therapeutischen Arbeiten stellt sich diese vorgeburtliche Traumatisierung oft wie ein Schlachtfeld dar, auf dem die einzelnen psychischen Anteile eines noch ungeborenen Kindes wie Verwundete und im Schock erstarrte Soldaten herumliegen. Entsprechend sind dann die Geburtsprozesse noch weiter traumatisierend, weil einerseits die Mutter während der Geburt nicht aktiv genug ist, um das nicht gewollte Kind zur Welt zu bringen. Andererseits fehlen auch dem Kind die Lust und die Freude darauf, geboren zu werden. Meist gibt es nur einen Überlebensanteil, der dringend aus dem Bauch der Mutter herauswill; dieser will seinem intrauterinen Leiden ein Ende bereiten. Viele andere Anteile verharren abgespalten weiter in der Gebärmutter oder bleiben in einem Moment des Geburtsprozesses stecken. Zusätzlich zu dem technikfixierten und auf Gewinnmaximierung angelegten Geburtsmedizinsystem (Emerson 2017; Mundlos 2015) ist diese Traumadynamik ein wesentlicher Grund dafür, warum es während der Geburt so häufig zu Gewalthandlungen gegenüber Mutter und Kind und zu Zangen-, Vakuum- und Kaiserschnittgeburten kommt (WDR 2019).

Eine wesentliche Variante des Traumas der Identität ist es, wenn eine Frau sich ein Kind aus einer Trauma-Überlebensstrategie heraus wünscht, um die eigenen Psychotraumata nicht zu realisieren. Durch das »lang ersehnte Wunschkind« erhoffen sich solche Frauen, teilweise auch ihre Partner, sich von ihren Ängsten, Sinnlosigkeits- oder Einsamkeitsgefühlen befreien zu können. Das Kind soll ihnen einen Lebenssinn geben, den sie sonst nicht haben. Das Kind soll einer Frau z. B. helfen, den Mann an sich zu binden oder in einer Beziehungskrise sein Weggehen zu verhindern. Solche »Wunschkinder« sind nicht um ihrer selbst willen da, sie müssen einen Zweck für ihre Mutter oder ihren Vater erfüllen (z. B. der männliche Nachfolger in einem Familienbetrieb zu werden). Solche Kinder sind für ihre Eltern eher eine Idee. Kinder haben aber körperliche Bedürfnisse, sie zeigen Gefühle, sie wollen Körperkontakt, sie können ihre Ausscheidung noch nicht kontrollieren, sie werden krank, sie entwickeln Wut auf ihre Eltern, wenn sie nicht ausreichend körperlich versorgt und geliebt werden. Durch die reale Schwangerschaft, die Geburt und die Lebendigkeit des Kindes geraten solche Mütter, die sich zum Schutz vor ihren Traumagefühlen in den Kopf geflüchtet haben, vielfältig in Gefahr, mit ihren Traumagefühlen in Berührung zu kommen. Sie spalten sich in der Folge noch weiter von ihren Gefühlen und ihrem Körper ab. Sie unterdrücken die Lebensäußerungen ihres Kindes, um ihre mühsam errungene innere Stabilität nicht zu gefährden. Sie versuchen mangels eigener Gefühle, sich über ihre Kinder zu fühlen.

Solche Wunschkind-Ideen zwingen ein Kind somit von Anfang an dazu, seine Bedürfnisse und Gefühle zu verleugnen, seine Lebendigkeit im Zaum zu halten, um den Erwartungen seiner Eltern gerecht zu werden und deren psychische Stabilität nicht zu gefährden. Nur wenn sie deren Überlebensstrategie-Wünsche bedienen, haben sie eine Daseinsberechtigung. Fangen sie an, eigene Ideen und Bedürfnisse zu entwickeln, werden sie von den Überlebensstrategien ihrer Eltern geschickt manipuliert, diese schnell wieder aufzugeben: »Du möchtest doch nicht, dass deine Mutter wegen dir traurig ist, oder?« »Du bist schuld, wenn deine Mama sich aufregt und krank wird!« Die Kinder fangen dann an, die abgespaltenen Traumaenergien ihrer Eltern auf sich zu nehmen und sich mit ihnen vollzusaugen wie ein Schwamm. Das Kind wird zum Container der Traumagefühle seiner Eltern. Dieser Prozess fängt schon im Mutterleib an. Andererseits versuchen die Kinder auch, sich vor der emotionalen Vereinnahmung durch ihre Eltern zu schützen. Mit manchen Anteilen ziehen sie sich, so gut es geht, in ein Schneckenhaus zurück.

Die Hauptüberlebensstrategien bei einem Trauma der Identität sind

- die Flucht in Identifikationen (z. B. sich in die Mutterrolle, die Ehegatten- oder in eine Berufsrolle flüchten),
- sich hinter einem »Wir« zu verstecken (»Wir sind eine heile Familie!«),
- sich in eine sexuelle Rolle hineinzusteigern (»Ich bin ein richtiger Mann!«, »Ich bin Transvestit.«).

Weil ein Verstehen des Traumas der Identität essenziell notwendig ist, um sich selbst und andere Menschen in ihrem psychischen Kern zu begreifen, hier zusammengefasst die grundsätzliche Logik dieser Traumaform:

1. Ich entstehe aus der Verschmelzung zweier Urlebenskräfte, einer Ei- und einer Samenzelle. Das ist mein Startkapital an Lebensenergie, Lebenswillen und Lebensfreude. Gleichsam mein goldener Kern. Ich bin und ich will sein. Daran besteht keinerlei Zweifel in mir selbst.
2. Ich spüre im Mutterleib von außen die Bedrohung, die Ablehnung gegen mein Dasein oder das völlige Desinteresse an mir. Das geht von meiner Mutter aus und dem, was sie beeinflusst, also z. B. auch den Unwillen meines Vaters, der mich nicht als sein Kind haben will.

3. Ich halte der Wucht dieser Ablehnung oder Ignoranz auf Dauer nicht stand. Ich spalte mich in dieser Notsituation, mit der ich nicht anders umgehen kann, von mir selbst ab. Ein Teil von mir bleibt konserviert in diesem traumatisierten Zustand des nicht gewollten Kindes in der Gebärmutter zurück, der andere wechselt das Lager. Er versucht sich nun auch nach der Geburt mit der Täterin (Mutter) bzw. den Tätern (Mutter und Vater) zu verbünden. Er identifiziert sich mit deren Ablehnung. Er versteckt sein eigenes Ich und geht in eine Opferhaltung. Er dient sich mit seinem Überlebens-Ich seinen Eltern an: Ich mache alles, was ihr von mir erwartet, damit ich überleben und da sein darf. Ich mache mich so unauffällig wie möglich, um euch nicht zur Last zu fallen.
4. Im Zuge dieses Prozesses wird mir mein eigenes Ich fremd und das Fremde, die Psyche von Mutter und Vater, erlebe ich wie meine eigene Psyche.
5. Mein Überlebens-Ich darf nicht mehr erkennen, dass die ursprüngliche Ablehnung von meinen Eltern ausgeht. Ich erlebe sie nun als die »Guten«, die mir Halt und Orientierung geben und ohne die ich nichts bin.
6. Daher beziehe ich die Bedrohung nicht mehr auf meine Mutter und/oder meinen Vater, sondern auf etwas, was außerhalb der Beziehung mit »meinen Eltern« existiert. Irgendwo gibt es etwas »Böses«, was bedrohlich ist.
7. Dieses Bedrohliche und »Böse« ist aber in meiner eigenen Psyche begraben. Denn es geht von meinem abgespaltenen Lebenskern aus. Mein ursprüngliches Gold mit seiner Vitalität erlebe ich nun wie das Bedrohliche schlechthin. Dass ich einfach nur Ich und da sein will, bewerte ich jetzt als unmöglich und selbstsüchtig.
8. Der Überlebensanteil von mir, der sich mit »meiner Mutter« und »meinem Vater« identifiziert hat, spürt über kurz oder lang auch deren Schwäche und deren Forderungen, für sie mit meiner Lebensenergie zur Verfügung zu stehen. Die ursprünglichen Täter, die ich psychisch in meine Wohltäter verwandelt habe, leiden selbst Not. Daher wird es nun meine Lebensaufgabe, »meine Wohltäter«

am Leben zu halten und sie vor Angriffen anderer zu beschützen, möglicherweise bis zu deren Lebensende.

9. »Gold« werde ich in meinem weiteren Leben nicht mehr in mir selbst suchen, sondern im Außen: im schönen Schein von Gold, Geld, Reichtum und in der Bewunderung durch andere.
10. Deren Bewunderung kann ich aber nur bekommen, wenn ich alles, was ich mache, als Dienst an anderen und für das Wohl einer höheren Sache darzustellen weiß. Denn wie ich haben auch diese anderen schon früh verinnerlicht, dass einfach nur Ich-Sein eine unmoralische Anmaßung sei.

Wer diese Logik versteht, versteht auch, warum Menschen zu Narzissten, Psychopathen, Patrioten und Nationalisten werden, die Angst vor »Fremden« haben, weil diese grundsätzlich unberechenbar und »böse« seien. Es ist dann klar, warum sie aufgrund ihrer unbewussten pränatalen Todesängste so aggressiv werden und völlig Unschuldige angreifen. Fremdenhass ist auch die Folge der sich im Zuge des Identitätstraumas oft sogar in Selbsthass verwandelten Selbstablehnung. Das blockiert dann auch die Selbstliebe und das Wissen, wie eine gute Selbstfürsorge aussehen könnte.

So gefährlich Donald Trump derzeit ist, weil er als Präsident der USA den Koffer mit dem Code zum Einsatz der Atombomben stets in seiner Nähe hat, sein prominentes Beispiel könnte uns allen helfen, mehr über das Trauma der Identität und seine Folgen zu lernen.

Trumps Mauer

Warum z.B. braucht der aktuelle, mächtige Präsident der Vereinigten Staaten von Amerika, Donald Trump sen., unbedingt eine Mauer, um »die Flut« böser Menschen abzuwehren, die in »sein Land« kommen wollen? Was hat er schon im Bauch seiner Mutter an »Bösem« erlebt? Das könnte nur er selbst in Erfahrung bringen, falls er sich das trauen würde. Die Schizophrenie, dass er von seinem Vater immer wieder gedemütigt und gleichzeitig dazu angestachelt wurde, sich von niemandem etwas gefallen zu lassen, ist bekannt (D'Antonio 2016). Er ist ein

typisches Opfer eines fast schon archaisch zu nennenden Musters: Der Vater sieht im Sohn einen männlichen Rivalen, den er kleinhalten muss. Der Sohn darf nicht größer werden als er. Das führt bei manchen Söhnen dazu, dass sie das erst gar nicht versuchen. Vermutlich war das bei Trumps älteren Bruder Fred der Fall, der mit 40 Jahren an den Folgen seines Alkoholkonsums verstarb. Andere jedoch, wie eben Donald Trump, nehmen das Kräftemessen mit dem Vater auf. Dieses artet dann in einen unerbittlichen Konkurrenzkampf aus, der allerdings nur in der Selbstzerstörung des Sohnes enden kann. Der Sohn wird bei diesem Kräftemessen immer den Kürzeren ziehen, so viele Erfolge er seinem Vater auch vor die Füße legen mag. Da der Sohn in Wirklichkeit die Liebe und Anerkennung des Vaters sucht, ist es für diesen ein leichtes, alles Gold, das der Sohn ihm zeigt, zu entwerten und zu behaupten, das sei doch nur wertloses Blech. Gleiches, was er mit seinem Vater Fred erlebt hatte, tat Donald Trump sen. seinem eigenen Sohn, Donald Trump jr., an. Gemäß der Logik des Identitätstraumas »Meine Daseinsberechtigung = Ich mache mich für den Täter nützlich« verehrt nun auch Donald jr. seinen Vater, trotz aller Demütigungen, die er von ihm einstecken musste. Er unterstützte ihn mit hoch aggressiven Auftritten gegen dessen politische Gegner in seinem Präsidentschafts-Wahlkampf (Tagesanzeiger 2018).

Auch bei den Stars aus der Film-, Musik- und Sportbranche gibt es genügend Anschauungsmaterial, um Identitätstraumata und ihre vielfältigen Folgen zu studieren. Hier das Beispiel eines Fußballstars:

Mein goldenes Kalb

Auf dem Hintergrund des Identitätstraumas wird auch das dringende Bedürfnis von Stars aus der Unterhaltungsindustrie verständlich, stets im goldenen Licht medialer Scheinwerfer zu stehen und bewundert zu werden. So kann man auch ihre Enttäuschung und ihre Wut nachvollziehen, wenn ihnen diese Vergötterung einmal nicht zuteil wird. So geschehen etwa bei einem Exfußballstar des FC Bayern München. Er zelebrierte seinen Wunsch danach, jemand ganz Besonderer zu sein, indem

er in einem Restaurant ein mit Blattgold umhülltes Steak für 1200 Euro verzehrte. Er stellte ein Video davon auf Instagram. Als ihm dafür eine Welle von Kritik entgegenschwappte, schlug er mit drastischen Worten zurück: »Ich werde von diesen Pseudo-Journalisten immer wieder für meine Handlungen kritisiert (das jüngste Beispiel: Der Preis meines Essens!).« Wenn er aber Gutes tue, werde das nicht honoriert: »Warum berichten die Massenmedien darüber nicht? Sie sprechen lieber über die Ferien, die ich mit der Familie verbringe. Sie scannen meine Handlungen und das, was ich esse. Für diese Art von Sinnlosigkeiten haben sie den Raum.« Danach ließ der 35-Jährige richtig Dampf ab. »Zu den Neidern und Rassisten, die nur wegen eines löchrigen Kondoms auf der Welt sind: F***t eure Mütter, eure Großmütter und euren Stammbaum«, schreibt Ribéry. Sein Erfolg beruhe nur auf ihm und seinen Nächsten, die an ihn geglaubt haben. Alle anderen seien nur Steinchen in seinen Schuhen, so der Franzose weiter. (Abendzeitung 2019)

Wer abgelehnt oder vielleicht sogar gehasst wird, tut normalerweise gut daran, diese negativen Gefühle nicht auf sich selbst zu beziehen, sondern sie bei denen zu lassen, die ihn nicht mögen. Dann herrscht Klarheit, wer das Opfer einer solchen Attacke ist und wer der Täter. Durch das in ihr Unbewusstes abgespaltene Trauma der Identität entsteht jedoch diesbezüglich eine fundamentale Verwirrung bei zahllosen Menschen. Die Opfer werden zu Tätern an sich selbst. Sie lieben ihre Täter und hassen sich selbst. Auf diesem Wege wird die in der frühen Kindheit entstandene Opfer-Täter-Dynamik in die Gesellschaft hineingetragen. Weil Täter-Opfer-Dynamiken weltweit so massiv verbreitet sind, ist das ein Beleg dafür, wie viele Kinder auf dieser Erde unter einem ursprünglichen Nicht-Gewolltsein zu leiden haben oder als »Wunschkinder« die Traumata ihrer Eltern kompensieren sollen.

Das Trauma der Liebe

Wenn jemand als Kind von seiner Mutter nicht um seiner selbst willen gewollt ist und sich von sich selbst abspalten muss, landet er zwangläufig in der nächsten Traumadynamik, dem »Trauma der Liebe«. Die Tatsache verleugnend, dass es von seiner Mutter oder seinem Vater nicht gewollt ist, ringt das Kind um die Liebe und den Kontakt zu seiner Mutter. Es überlegt sich dauernd, wie es sein muss, um ihre Aufmerksamkeit zu bekommen. Es ist seiner Mutter trotz ihrer fortlaufenden Ablehnung zu Diensten. Es zieht sich zwar manchmal auch enttäuscht zurück, ist aber grundsätzlich nicht in der Lage, auf den Kontakt mit seiner Mutter zu verzichten. Weil der Selbstbezug fehlt, da ansonsten die unerträglichen und deshalb tief abgespaltenen Gefühle aus dem Trauma der Identität und dem eigenen Selbstverrat hochkommen würden, wird die Flucht in die Identifikation mit der Mutter angetreten. Ohne Beziehung zu ihr erlebt sich das Kind wie ein Nichts. Die paradoxe Identitätsformel beim Trauma der Liebe lautet: »Ich bin, was mir *fehlt*, was ich *nicht* habe und *vermisse* – die Liebe meiner Mutter.« Die ursprünglich instinkthafte kindliche Liebe kann sich so auch nicht zu einer reifen Form der Liebe weiterentwickeln. Liebe ist dann stets mit Abhängigkeitsgefühlen verbunden.

Selbst wenn jemand auf seine Mutter wütend ist oder sie hasst, bedeutet das nicht den Ausstieg aus der Beziehung mit ihr. Im Gegenteil: Wut und Hass verstärken die Fixierung auf die Beziehung mit ihr. Dahinter steckt die Hoffnung, dass die Mutter die eigene Not, die in der Wut und dem Hass steckt, endlich sieht und anerkennt. Dass sie schließlich aufwacht und einen liebt. Das Kind macht sich, solange es keine Gelegenheit hat, das zu korrigieren, sein ganzes Leben lang die Illusion, mit seiner Zuneigung und Liebe oder seinem Trotz und seiner Rebellion den Stacheldraht der mütterlichen wie väterlichen Trauma-Überlebensstrategien zum Schmelzen bringen zu können (siehe Abbildung 8).

In der Beziehung mit seiner Mutter lebt so jemand dann immer ein Schattendasein. Die Mutter steht im Mittelpunkt und hat die Zügel fest in der Hand. Notfalls zieht sie, die ja selbst traumatisiert ist, alle ihre Erpressungsregister, sollte das Kind etwas Eigenes wollen, eigene Gefühle zeigen und ihr nicht mehr zu Diensten sein. So drohen viele Mütter, wie z. B. auch meine, dem Kind mit Selbstmord, wenn es nicht für sie da und folgsam ist. Denn eine solche Mutter hat ja selbst auch kein eigenes Ich und keinen eigenen Willen zur Verfügung und ist von ihrem Körper

Das Trauma der Liebe

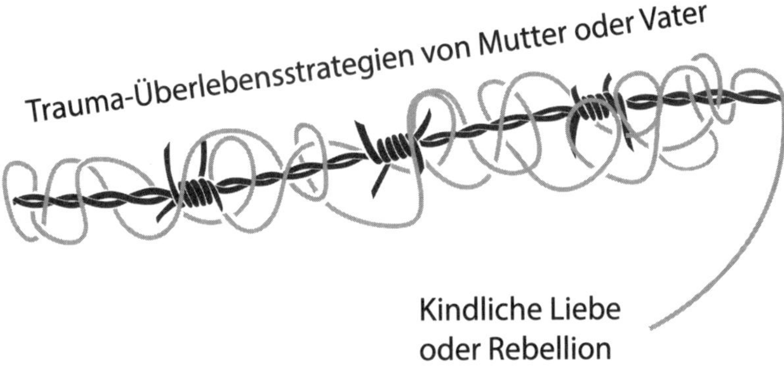

Abbildung 8: Das Trauma der Liebe und der Versuch des Kindes, den »Stacheldraht« der Überlebensstrategien seiner Eltern mit seinen unermüdlichen Bemühungen zu überwinden

abgespalten. Sie missbraucht deshalb das Kind als ihre Trauma-Überlebensstrategie. Söhne werden so zu Ersatzpartnern herangezogen und damit erpresst, dass sie ihre Mutter unter keinen Umständen im Stich lassen dürfen. Oft werden die potenziellen Partnerinnen des Sohnes von der Mutter abgewertet. Sie ist eifersüchtig auf sie.

Wer im Trauma der Liebe feststeckt, braucht in seinem weiteren Leben immer eine Beziehung zu irgendjemand, und sei sie noch so schlecht und konfliktreich. Allein zu sein beschwört die Gefahr herauf, dass die ursprünglichen Traumagefühle von Verzweiflung und Einsamkeit durchbrechen, die nicht zu bewältigen sind. Die nächste Person ist für das emotional abhängige Kind, sofern vorhanden, der Vater. Sofern es nur die geringste Chance dafür sieht, versucht es durch ihn die fehlende Mütterlichkeit zu kompensieren. Später im Leben sind es dann die Geschlechtspartner oder die eigenen Kinder, die den Muttermangel ersetzen sollen. Was jedoch alles nicht funktioniert und daher die entsprechenden, nicht enden wollenden Beziehungskonflikte im weiteren Leben erzeugt. Wer psychisch im Trauma der Liebe festhängt, übernimmt schnell Verantwortung für andere (Eltern, Partner, eigene Kinder), um die eigene Einsamkeit und Verlassenheit nicht zu spüren. Er befasst sich mit den Problemen und dem Schmerz anderer, um den eigenen nicht fühlen zu müssen. Das führt in die völlige Überforderung und Erschöpfung und früher oder später in das, was oft »Burnout« genannt wird.

In dieses ohnehin schon komplexe innere Geschehen können zusätzlich Verlusttraumata (z. B. früher Tod der Mutter, Verlust eigener Kinder) hineinwirken und es damit weiter verkomplizieren. Auch hier zitiere ich als Beispiel einen bekannten deutschen Showstar.

Herr Schlemmer

Ein Beispiel für die Verquickung von einem Identitäts- mit einem Verlusttrauma ist die Lebensgeschichte des deutschen Komikers Hans-Peter Kerkeling. Er wuchs mit einer depressiven Mutter (geboren 1930) auf, über deren Traumata in seiner Autobiographie nur Andeutungen zu finden sind. Er weiß nur, dass er nach zwei Fehlgeburten nicht mehr geplant war und seine Mutter sich eher eine Tochter als einen Sohn gewünscht hätte. In dem Jahr vor ihrem Suizid hatte er verzweifelt versucht, sie durch seine Lebendigkeit und Witzigkeit aufzuheitern. Als er acht Jahre alt war, nahm sie in seinem Beisein eine Überdosis Schlaftabletten. Er erlebte ihr Sterben unmittelbar mit und gab sich dafür die Schuld, sie nicht gerettet zu haben. Seine Laufbahn als Komiker war davon zutiefst geprägt. So konnte er den schmerzlichen Verlust seiner Mutter zunächst nur in sein Unbewusstes abspalten, nicht jedoch überwinden. Er machte zudem das, was bei einem Identitätstrauma oft geschieht: Er identifizierte sich mit anderen Menschen und ahmte sie gekonnt nach und erfand selbst neue Kunstfiguren, mit denen er von anderen identifiziert wurde (z. B. die Figur des »Herrn Schlemmer«). Sein Buch über seine Kindheit ist seine Schreibtherapie und ein beeindruckendes Dokument dafür, wie ein Verlusttrauma in seinen vielen Facetten von einem Kind erlebt wird (Kerkeling 2014).

Traumabedingt nicht bei sich sein zu können, hat zahlreiche Folgen. Markante Symptome für das Trauma der Liebe sind:

- Anhänglichkeit,
- Ängstlichkeit,
- Bedürftigkeit,
- Anspruchshaltung, beachtet zu werden,
- nicht allein sein können,
- beständiger Aktionismus,
- Überbesorgtheit um andere,
- Übergriffigkeit und sich Einmischen in das Leben anderer.

Wer im Trauma der Liebe feststeckt, fühlt sich wertlos und schämt sich für sein eigenes Dasein. Statt einfach nur zu sein, muss er stets alles bewerten. Er sucht nach dem Sinn im Außen, weil er den Kontakt zu seinem Inneren schon ganz früh aufgegeben hat.

Die Hauptüberlebensstrategien für das Trauma der Liebe sind:

- sich in Liebesillusionen hineinzusteigern (»Ich weiß, dass meine Mutter/mein Mann mich trotz allem tief innen liebt.«),
- Liebesillusionen bei anderen zu erzeugen (»Du bist mein Ein und Alles!«),
- Liebe als Wunderheilmittel zu sehen (»Liebe kann alle Wunden heilen.«),
- aus enttäuschter Liebe heraus sich für andere aufzuopfern.

Im Folgenden das Beispiel eines Mannes, der im Trauma der Liebe feststeckt. Er ist ein Sohn von Dr. Hans Frank, einem der Hauptverbrecher des deutschen Faschismus.

Die Vogelscheuche

Dr. Hans Frank (1900–1946) war ein früher Gefolgsmann von Adolf Hitler und von 1939 bis 1945 Generalgouverneur in Polen, das die deutschen Faschisten militärisch erobert hatten. Dort war er verantwortlich für

grausamste Verbrechen an der polnischen Bevölkerung. Dafür wurde er nach dem Ende des 2. Weltkriegs 1946 von der amerikanischen Siegermacht als einer der Hauptkriegsverbrecher gehängt. Sein 1939 geborener Sohn Niklas, von dem sein Vater annahm, dass er gar nicht vom ihm gezeugt wurde, trägt auch im Jahr 2018 noch Bilder seines Vaters in seiner Brusttasche mit sich herum. Er hat viel Lebenszeit damit verbracht, die Biografie seines Vaters bis zu seinen letzten Minuten in dessen Todeszelle im Nürnberger Gefängnis zu erforschen. »Im Frühjahr 1968 hackte er seine Wut in die Schreibmaschine. Vier Wochen lang rechnete er mit seinem Vater ab.... Schrieb Sätze wie: ›Das Knacken Deines Genicks ersparte mir ein verkorkstes Leben.‹ Beschrieb, wie er sich als Kind jedes Jahr in der Nacht zum 16. Oktober die Hinrichtung seines Vaters vorstellte und masturbierte. Im Sommer 1987 erschien ›Der Vater – Eine Abrechnung‹.« (Süddeutsche Zeitung 2019a)

Doch der durch sein Trauma der Identität verinnerlichte Vater lässt ihn nicht los. Er agiert sein daraus folgendes Trauma der Liebe noch heute so aus, dass er einen Mantel seines Vaters auf eine Mistgabel hängt und in seinem Garten als Vogelscheuche ausstellt. Die Illusion eines möglichen guten Vaters lebt in ihm fort: »Als Rechtsanwalt hätte mein Vater die Familie im Dritten Reich sehr gut ernähren können. Er hätte Hitler und der Partei ärztliche Zeugnisse vorlegen können, dass er unglücklicherweise nicht an führender Stelle weiterarbeiten kann.« (Süddeutsche Zeitung 2019a)

Ganze politische Bewegungen können der Ausdruck des Traumas der Identität sein, das sich an seiner Oberfläche als Liebe zu Volk und Heimat darstellt.

»Wir sind das Volk!«

Das Trauma der Liebe ist auch eine der psychologischen Grundlagen für die Ausländerfeindlichkeit, die sich derzeit überall in Europa als große Unzufriedenheit in den jeweiligen Bevölkerungen kundtut und populistische Parteien und Politiker hervorbringt. Bürger, die aus ihrer kindlichen Psyche heraus ihre führenden Politiker wie Papa und Mama

sehen, denen gegenüber sie stets brav und folgsam sind, werden nun misstrauisch und rebellisch, wenn Papa und Mama andere Kinder ins Land lassen, diese in Pflege nehmen (Asyl) oder sogar adoptieren wollen. Sie empfinden das als ungerecht und fühlen sich benachteiligt. Sie wollen Eltern haben, die nur sie als ihre legitimen, weil »blutsverwandten« Kinder sehen. Daher der Ruf »Wir sind das Volk!«. Der Terror, den die Verfechter einer ethnisch reinen Volksgemeinschaft ihrem Volk gegenüber ausüben werden, sobald sie an der Macht sind, ist vorhersehbar.

Trauma durch eigene Täterschaft

Bevor ich im nächsten Kapitel das Trauma der Sexualität näher erläutern werde, hier noch einige Hinweise auf das, was ich als das »Trauma der eigenen Täterschaft« bezeichne. Menschen werden nach meinen Erfahrungen nur deshalb zum Trauma-Täter, weil sie zuvor Trauma-Opfer waren. Das »Trauma der eigenen Täterschaft« ist insofern eine eigene Traumakategorie, weil ein Trauma-Täter nicht nur sein Opfer traumatisiert, sondern durch seine Tat auch sich selbst. Da ein Trauma-Täter immer noch über gesunde psychische Anteile verfügt, die die Realität, wie sie ist, wahrnehmen, fühlen und begreifen können, entstehen in ihm Schuld-, Scham- und Ekelgefühle über das, was er getan hat. Dementsprechend muss er diese für ihn unerträglichen Gefühle abspalten und als Gegengewicht seine Täterhaltungen als Trauma-Überlebensstrategien aufbauen. Diese sollen nicht nur anderen, sondern auch ihm selbst glaubhaft machen, er habe nichts Schlimmes getan und sei völlig unschuldig. Da durch die eigenen Traumatisierungen bei Tätern das gesunde Ich und der eigene Wille nur selten auf der Bühne ihres Lebens vertreten sind, handeln Täter aus ihren Überlebens-Ich-Strukturen und ihren Willensdurchhalteprogrammen heraus. Sie sind in diesen Zuständen von ihren guten Gefühlen und vor allem vom Mitgefühl mit sich selbst und für andere abgeschnitten. Sie können dann Dinge tun, die ein Mensch aus seiner gesunden Psyche heraus niemals machen würde. Trauma-Täter übernehmen daher auch keine Verantwortung für das, was sie anrichten. Sie erleben sich in ihren Täterhaltungen selbst als Opfer, wenn sie andere traumatisieren, und sehen sich sogar dann noch im Recht, wenn sie morden und vergewaltigen. Aufgrund ihrer Täterhaltungen, die ihr Tätersein nicht wahrhaben und verheimlichen wollen, werden Täter immer noch mehr und häufiger zu Tätern, bis sie sich schließlich daran gewöhnt haben, andere Menschen ohne schlechtes Gewissen zu traumatisieren.

Durch die Sozialarbeitsstudierenden der Hochschule, an der ich lehre, oder durch Briefe an mich bekomme ich das ganze Ausmaß an Psychotrauma-Biografien, die auch in Deutschland in großer Zahl aktuell gelebt werden, immer wieder vor Augen geführt. Hier ein Beispiel, das zeigt, wie aus einem Trauma-Opfer, das als Kind nicht gewollt, nicht geliebt und auch vor sexueller Traumatisierung nicht geschützt wurde, später eine erwachsene Frau wird, die stets aufs Neue sexuell traumatisierende Partnerbeziehungen inszeniert, ihre Trauma-Überlebensstrategien trotz medizinischer und psychologischer Behandlungen weiter auf die Spitze treibt und schließlich auch als Mutter den eigenen Kindern gegenüber zur Trauma-Täterin wird. Sie wurde in einem familiären Schlangennest geboren und wird selbst zum Schlangennest für ihre Kinder.

Die Psychotrauma-Biografie von Frau A.

Frau A. musste schon in den ersten Lebensjahren viel häusliche Gewalt miterleben. Mehrfach war sie gezwungen gewesen, mit anzusehen, wie ihr Vater ihre Mutter schwer misshandelte und sie zur Prostitution zwang. Frau A. war drei Jahre alt, als ihre Mutter an einer Geschlechtskrankheit starb. Der Vater befand sich zum Zeitpunkt des Todes in Haft und Frau A. musste drei Tage mit der verstorbenen Mutter in der Wohnung aushalten, ehe sie aus dieser Situation befreit wurde.

Nach dem Tod ihrer Mutter wurde sie für mehrere Jahre in einem Heim untergebracht. Im Alter von sechs Jahren nahmen sie die Großeltern väterlicherseits bei sich auf. Als ihr Vater aus der Haft entlassen wurde und wieder bei seinen Eltern einzog, fügte er Frau A. schwere Gewalt zu und stellte sie anderen Männern zum sexuellen Gebrauch zur Verfügung. In dieser Zeit entwickelte sich eine Magersucht gekoppelt mit Bulimie. Wegen dieser Symptomatik ist sie immer wieder in psychiatrischer Behandlung.

Frau A. absolvierte eine Lehre und heiratete als Zwanzigjährige erstmals. Sie wohnte mit ihrem Mann zusammen noch einige Monate bei ihren Großeltern und zog dann in eine andere Stadt. Dort kam ihr erster Sohn zur Welt. Während der Schwangerschaft litt sie erneut an Essstörungen und nahm 60 kg an Körpergewicht zu. Eine drohende Schwangerschaftsvergiftung konnte im Rahmen eines Krankenhausaufenthalts abgewendet werden; das Kind kam zum errechneten Termin ohne Komplikationen zur Welt.

Bereits vier Monate nach der Geburt begann Frau A. wieder zu arbeiten, der Sohn verbrachte daher viel Zeit bei den Eltern seines Vaters. Zwischen ihrem Mann und ihr kam es immer wieder zu heftigen verbalen Auseinandersetzungen, da Frau A. sich bei der Erziehung ihres Sohnes von den Schwiegereltern bevormundet erlebte. Sie fühlte sich von ihrem Ehemann nicht genügend verstanden und unterstützt. Sie bekam erneut massive Essstörungen und wurde für sechs Wochen stationär behandelt. In dieser Zeit fasste sie den Entschluss, sich von ihrem Mann zu trennen, und ließ sich dann auch scheiden.

Gemeinsam mit ihrem Sohn fand sie auf einem landwirtschaftlichen Betrieb ein neues Zuhause. Mit 30 Jahren heiratete sie dessen Besitzer, ein Jahr später kam ihr zweiter Sohn zur Welt. Die Ehe mit dem wesentlich älteren Mann war geprägt von körperlicher und psychischer Gewalt. Ihr Ehemann trank sehr viel und betrog sie zeitweise mit drei Frauen. Aus diesen Beziehungen entstanden mehrere Kinder. Zeitweilig lebte auch eine dieser Frauen gemeinsam mit ihrer Tochter auf dem Hof. Nach zwei Jahren Martyrium floh Frau A. ins Frauenhaus und ließ sich scheiden. Zwei Jahre später jedoch heiratete sie diesen Mann erneut. Wieder zwei Jahre später fand sie wieder Zuflucht im Frauenhaus. Derzeit befindet sie sich erneut in psychiatrischer Behandlung.

Der ältere Sohn von Frau A. ist dem Jugendamt bereits bekannt. Er hat große Probleme, sein Leben eigenständig zu bewältigen und zeigte wiederholt suizidales Verhalten. Der jüngere Sohn hat sich bereits früh nicht altersgerecht entwickelt und leidet immer wieder an Krampfanfällen.

Das Trauma der Sexualität

Was ist ein sexuelles Psychotrauma?

Ein sexuelles Psychotrauma erleidet ein Mensch, dessen Körper zum Objekt der sexuellen Bedürfnisbefriedigung einer anderen Person gemacht wird. Er wird dadurch physisch und psychisch verletzt, ohne dass eine Gegenwehr oder ein Entrinnen aus dieser Situation für ihn möglich ist. Es entstehen daraus überwältigende Gefühle von Schmerz, Angst, Trauer, Wut, Ekel, Scham, Schuld und Minderwertigkeit.

Ich bevorzuge es, statt von sexuellem »Missbrauch« von sexueller Traumatisierung zu sprechen. Der Begriff »Missbrauch« ist missverständlich, denn er impliziert, dass es einen korrekten sexuellen »Gebrauch« eines anderen Menschen geben könnte. Wichtig erscheint mir, das Augenmerk auch in diesem Bereich auf das Phänomen der psychischen Spaltungen zu legen, die durch solche Erfahrungen in einem Menschen erzeugt werden. Also insbesondere auf den weitreichenden Ich- und Realitätsverlust und die gravierenden Folgen, die das für ihn selbst wie für seine Mitmenschen haben kann. Der Begriff des Psychotraumas macht es auch einfacher, die Motivationslage der Täter zu begreifen. Statt sie als »Lustmolche«, »Monster« oder »Pädophile« zu bezeichnen, ist dann klar, dass sie aus ihren Trauma-Überlebensstrategien heraus agieren, dass sie zuvor Trauma-Opfer waren, ehe sie zu Trauma-Tätern wurden. Und dass sie sich mit ihren Taten zugleich weiter selbst traumatisieren und aufgrund ihrer Täterhaltungen auch solange weitermachen werden, bis sie sich mit ihrer Psychotrauma-Biografie auseinandersetzen.

Ich spreche zwar an manchen Stellen dieses Buches von »sexueller Gewalt« oder »sexuellen Übergriffen«, gemeint ist damit aber stets die psychische Dynamik der sexuellen Traumatisierung.

Die Formen eines sexuellen Psychotraumas können unterschiedlich sein:

- Es kann zu sexueller Traumatisierung in der Kindheit in verschiedenen Schweregraden kommen.
- Es finden Vergewaltigungen von Jugendlichen und/oder Erwachsenen in und außerhalb von Partnerbeziehungen statt.

- Sexuelle Grenzüberschreitungen müssen in wirtschaftlichen Abhängigkeitsverhältnissen erduldet werden.
- Massenvergewaltigungen werden als Kriegsstrategie eingesetzt. Sexualisierte Gewalt gegen Frauen wird als Demütigung von deren Männern eingesetzt, die nicht in der Lage sind, sie zu schützen. Der männliche Penis wird zu einer tödlichen Waffe.
- Kinderpornografie, sexuelle Folter und »ritueller Missbrauch« werden systematisch ausgeübt (Huber 2013; Nick et al. 2018).

Zu diesen offensichtlichen sexuellen Traumatisierungen zähle ich auch:

- männliche wie weibliche Genitalbeschneidungen,
- Psychotraumata, die vom medizinischen System Schwangeren und Gebärenden zugefügt werden (Mundlos 2015; Witteck 2019),
- Erwachsenenpornographie und Prostitution.

Über Fragen zur Häufigkeit sexueller Traumata bei Frauen und Männern in verschiedenen Altersstufen gibt das Buch von Melanie Büttner (2018) einen guten Überblick.

Folgesymptome sexueller Traumatisierungen

Wie bei allen Traumaarten wird auch ein sexuelles Psychotrauma an seinen Folgesymptomen sichtbar. Obwohl diese je nach Art und Schweregrad der Traumatisierung unterschiedlich sind, gibt es doch eine Reihe von Phänomenen, die als körperliche wie psychische Warnsignale für das Vorliegen einer sexuellen Traumatisierung zu sehen sind:

- Ängste, die nicht näher zugeordnet werden können (z. B. nachts im Bett das Licht nicht ausmachen können),
- Einschlafprobleme, weil dann Symptome wie z. B. Kopfschmerzen auftreten,
- Durchschlafstörungen und Hochschrecken im Schlaf,
- Albträume von bösen Monstern,
- Einnässen und Einkoten während des Schlafes,
- Berührungsüberempfindlichkeit,

- Ekzeme im Mundbereich,
- Entzündungen im Genital- und Analbereich,
- Blasenentzündungen,
- Schmerzen bei der Blasen- oder Darmentleerung,
- Verstopfungen und Durchfall,
- Zahnfleischentzündungen,
- starker Mundgeruch,
- Zähneknirschen (Bruxismus) und Ohrenpfeifen (Tinnitus),
- Halsentzündungen,
- Mandelentzündungen,
- flacher Atem, Atemnot,
- Rücken-, Hüft- und Beinschmerzen,
- starke Muskelverspannungen im Beckenbodenbereich,
- heftige Schmerzen beim Sexualverkehr,
- Scheidenkrämpfe,
- Dissoziation während des Geschlechtsverkehrs oder beim Orgasmus,
- Ekel vor Sex,
- Impotenz,
- Gefühllosigkeit unterhalb der Nabellinie,
- Ekel vor Nahrungsmitteln, die an Sperma und Schleim erinnern,
- Waschzwang,
- starker Nikotin- und Alkoholkonsum,
- hoher Konsum von Beruhigungs-, Schlaf-, Abführmitteln,
- Konsum von Drogen wie Cannabis, Heroin und Kokain,
- chronische Niedergeschlagenheit,
- Konzentrationsprobleme in der Schule oder während der Arbeit,
- Erinnerungslücken und Gedächtnisstörungen,
- extreme Anhänglichkeit,
- extremer Rückzug,
- plötzliche Wutausbrüche, Feindseligkeit und Aggressivität,
- Schreien und Toben,
- selbstverletzendes Verhalten,
- Ablehnung des eigenen Körpers,
- Ablehnung der eigenen Geschlechtsrolle als Mann oder Frau,

- Angst vor dem Orgasmus,
- Unfähigkeit zu Partnerbeziehungen,
- Distanz- und Schamlosigkeit,
- Promiskuität,
- Prostitution,
- Lügen, Betrügen, Verschweigen,
- Delinquenz und Kriminalität,
- Verwirrtheitszustände mit Wahnvorstellungen,
- Gefühl, gleich verrückt zu werden.

Sinn machen diese Symptome, wenn man u. a. weiß,

- dass der Täter z. B. immer nachts ans Kinderbett kam,
- dass orale, anale oder genitale Penetration stattgefunden hat,
- dass der Körper mit Gewalt niedergedrückt und verbogen wurde,
- dass dem Opfer mit Gewalt Lust gemacht wurde,
- dass ihm ausgeredet wurde, dass es etwas Schlimmes erlebt hat,
- dass es mit dem Tod bedroht wurde, sollte es sich wehren oder anderen etwas erzählen.

Die körperlichen Symptome können die unmittelbare Folge der Verletzung von Körperteilen beim Erleiden der sexualisierten Gewalt sein. Sie können auch durch die chronischen Stressreaktionen verursacht sein, die Sexualtrauma-Opfer ein Leben lang begleiten (Banzhaf 2017; Biedermann 2018).

Selbstverletzendes Verhalten

Besonders offensichtlich ist es, wenn die Opfer sexueller Traumatisierungen sich selbst verletzen, also sich mit Rasierklingen, Messern oder Scheren in die eigene Haut schneiden (»ritzen«), glühende Zigaretten auf ihrer Hand ausdrücken oder sogar Glasscherben oder Rasierklingen verschlucken. Dies kann aus verschiedenen Motiven heraus geschehen:

- um die eigene Gefühlsbetäubung zu überwinden,
- um ein wenig vom inneren Druck loszuwerden,

- um sich für den Täter unattraktiv zu machen,
- um die Identifikation mit dem Täter auszuagieren (»Du bist nur ein Stück Dreck!«),
- um Wut, Hass und Verachtung auszuleben.

Beim Selbstverletzen handelt es sich um nonverbale Hilfeschreie von Opfern sexueller Gewalt. Sie reinszenieren vor den Augen anderer ihr Opfersein, machen jedoch meist die Erfahrung, dass niemand ihre Botschaften versteht. Sie werden verarztet, ihre blutenden Hände und Arme werden verbunden, ihr Magen wird ausgepumpt. Sie werden ermahnt, sich zusammenzureißen und das nicht wieder zu tun. Aber sie werden es immer wieder tun müssen, solange die sexuelle Traumatisierung nicht vorbei ist, der Täter an der Fortsetzung der sexuellen Traumatisierung nicht gehindert wird und in einer Traumatherapie das ganze Ausmaß ihres Leidens ans Licht kommt.

Essstörungen

Ähnliches gilt für die sogenannten Essstörungen, die nach meinen Erfahrungen meist ein sexuelles Psychotrauma als Hintergrund aufweisen. Sexuell traumatisierte Mädchen und Jungen verweigern die Nahrungsaufnahme, weil sie aufgrund der Vergewaltigungen und Übergriffe dauerhaft an Übelkeit leiden. Sie verlieren an Körpergewicht, magern bis auf die Knochen ab und sind in Gefahr, auszutrocknen und zu verhungern. Sie sind völlig abgespalten von ihrem Körper und leben nur noch in ihren Fantasiewelten. Im Grunde möchten sie ihren Körper, der sich für sie nur schlecht und ekelig anfühlt, der von Tätern weiterhin sexuell stimulierbar ist, loswerden und am liebsten ein völlig körperloses Dasein führen.

Manche essen zwar, aber sie übergeben sich danach. Andere stopfen sich in kürzester Zeit Unmengen von verschiedensten Nahrungsmitteln hinein, um sich dann den Finger in den Mund zu stecken und das Ganze wieder zu erbrechen. Nach meinen therapeutischen Erfahrungen reinszenieren sie dadurch ihre oralen Vergewaltigungen.

Andere Opfer sexueller Gewalt essen sehr viel, um sich einen Körperpanzer zuzulegen, mit dem sie sich den Täter soweit wie möglich auf

Distanz halten und sich für ihn unattraktiv machen wollen. Die Fettschicht um sie herum soll ihnen helfen, die Übergriffe weniger zu spüren.

Eine Frau, die bei mir Therapie machte, zeigte mir Kinderfotos, auf denen sie ein altersgemäßes Gewicht hatte. Als die sexuelle Traumatisierung durch ihren Vater begann, wurde sie innerhalb kurzer Zeit dick und pummelig. Wie das folgende Beispiel zeigt, kann Essen auch dazu dienen, sich zu erden, wenn die Überlebensanteile am liebsten weit wegfliegen und den Körper für immer verlassen wollen.

Schwerer Ballast

»Je mehr ich verschwinden wollte, umso mehr hat das Essen mein Dasein-Wollen übernommen. Mein ganzer Tag war auf Essen fokussiert. Hunger war Lebenshunger. Ich habe immer mehr an Gewicht, Dasein im Körper, zugenommen. Ich wurde immer dicker und schwerer, wog fast 120 Kilo. Ich war 37 Jahre alt und konnte mich vor lauter Schwere kaum noch bewegen.« (Kersten 2017, S. 310)

Wenn solche Kinder, Jugendliche und junge Frauen und Männer Diagnosen gestellt bekommen wie »Anorexia nervosa«, »Bulimie« oder »Adipositas«, dann verschleiern diese wissenschaftlich klingenden Kunstbegriffe den wahren Ursprung ihrer Leidenssymptome. Da sie im Grunde kein Problem mit dem Essen haben, ist es auch völlig absurd, sie in psychosomatischen Kliniken mit Kochkursen, Diätberatungen oder Gewichtszunahme-Maßnahmen zu quälen. Es braucht hingegen fachkundiges Personal, das ihnen hilft, den Sinn ihrer Symptome und Überlebensstrategien zu entschleiern, die sexuelle Traumatisierung und die damit verbundene gesamte Trauma-Biografie ans Licht zu bringen. Leider nehmen Ärzte, Psychologen oder Sozialpädagogen oft sogar noch Partei für die traumatisierenden Eltern. Sie sehen »die Magersüchtige« oder »die Übergewichtige« ebenso, wie diese sich selbst als das vermeintliche Problemkind der Familie an. Damit werden die Spaltungen in der Psyche der Betroffenen noch weiter vertieft.

Psychische »Krankheiten«?

An dieser Stelle möchte ich einen eindringlichen Appell an die Fachkollegen der Psychiatrie richten. Nach meinen Erfahrungen sind Psychotraumata und insbesondere das gesamte Paket einschließlich der sexuellen Traumatisierung die Hauptursache für die Symptome, die psychiatrisch als schwere »psychische Erkrankungen« diagnostiziert werden. Weswegen solche Trauma-Opfer und Trauma-Täter zuweilen auch in den geschlossenen Abteilungen psychiatrischer Kliniken landen und zwangsbehandelt werden.

Mit Diagnosen wie »Angststörungen«, »Zwangsstörungen«, »Borderline-Persönlichkeitsstörung«, »Narzisstische Persönlichkeitsstörung«, »Schizophrenie«, »Psychose«, »dissoziative Identitätsstörung«, »Sozio«- oder »Psychopathie« etc. ignoriert das System der biologisch orientierten Psychiatrie die traumatischen Hintergründe solcher Symptomgruppen. Es tut so, als wäre das traumatische Geschehen nur eine Randbedingung für vermeintliche »psychische Erkrankungen«, die durch »Gene« und einen angeblich »gestörten Gehirnstoffwechsel« verursacht seien. Traumata erhöhten nur die »Vulnerabilität«. Damit wird die Psyche der Menschen nicht ernst genommen! Die Trauma-Opfer mit ihren verzweifelten und hilflosen Opferüberlebens-Strategien werden so nicht gesehen. Es wird ihnen keine adäquate Hilfe zuteil (Duncker und Hirschelmann 2018). Die Gabe von Psychopharmaka ist aus meiner Sicht selbst eine Psychotrauma-Überlebensstrategie der vermeintlichen Experten.

Dieses System schützt zugleich die Trauma-Täter. Es hält mit seiner Praxis die inneren Spaltungen der Betroffenen aufrecht, verstärkt sie weiter und fügt ihnen durch die Wirkungen der Medikamente noch weitere körperliche Schäden zu. Es deckt systematisch einen gesamtgesellschaftlichen Skandal, weil damit das ganze Ausmaß sexueller Traumatisierungen in einer Gesellschaft verschleiert wird (Ruppert 2018).

Schätzungen zufolge macht etwa jede vierte bis dritte Frau in Deutschland in ihrem Leben sexuelle Gewalterfahrungen. Auch 5 bis 15 % aller Männer sind Sexualtrauma-Opfer. Da ich mit meinen Seminaren weltweit unterwegs bin, sehe ich, dass in jeder Gesellschaft das Thema sexuelles Psychotrauma vorkommt. Es ist als Beiwerk von Kriegen und Bürgerkriegen an der Tagesordnung und in vielen Familien seit

Generationen übliche Praxis. Es wird überall verschwiegen, geleugnet und unter den Teppich gekehrt. Die Opfer müssen schweigen, sie werden selbst als die Schuldigen dargestellt. Sie erfahren keine Loyalität in ihren Familien, keinen Schutz durch die Polizei und nur selten Genugtuung durch die Justiz. Die Täter werden vor Strafverfolgung systematisch geschützt. Ein Beispiel: »Das Leben von zwei Dritteln der mexikanischen Frauen über 15 Jahren ist von Gewalt durchtränkt. In vielen Fällen beginnt der Missbrauch in der Kindheit.« (Süddeutsche Zeitung 2018, S. 14)

Gewalt oder Verführung?

Zu einem Trauma der Sexualität kann es kommen, wenn die eigene Sexualität dafür eingesetzt wird, um nicht allein zu sein und die Illusion zu haben, körperlich berührt und geliebt zu werden und dadurch eine Daseinsberechtigung zu bekommen. Bei einem sexuellen Psychotrauma in der Kindheit geht die Initiative für den sexuellen Kontakt, der oft mit Streicheln, Küssen, Liebkosungen, auch seitens des Kindes, beginnen kann, zunächst von einem Täter aus. Dieser leidet in der Regel ebenso unter einem Trauma der Identität und einem Trauma der Liebe wie sein Opfer.

Weil das Opfer sexueller Gewalt in der Regel mit diesen beiden Trauma-Formen zu kämpfen hat, kann es sein, dass es die Illusion des Täters mitspielt, sexuelle Übergriffigkeit und Gewalt mit Zuwendung und Liebe zu verwechseln. Der Täter stellt sich seinem Opfer als sein Retter dar, der es vor der Gewalt anderer (z. B. seiner Mutter oder seines Vaters) in Schutz nimmt. Er versucht, seinem Opfer die aufgezwungene Sexualität als Liebe und Lust schmackhaft zu machen. In Wirklichkeit aber zieht er das Opfer nur in seine Trauma-Überlebensstrategien hinein und fordert als Preis für den Kontakt seine sexuelle Befriedigung ein. Das ist für das Opfer schmerzhaft, aber vor allem tief beschämend, auch wenn es ein wenig Wärme durch den Hautkontakt, sexuelle Erregung und angenehmes Kribbeln dabei verspüren mag. Dass eine genitale, orale oder anale Vergewaltigung »schön« und »lustig« sei, ist die pure Einbildung des Trauma-Täters, der es gern hätte, dass auch sein Opfer das so sieht.

Von diesem Verführungsszenario, dass vermutlich mit der Mehrzahl aller sexuellen Psychotraumata einhergeht, ist das brutale Gewaltszenario zu unterscheiden. Hier lebt der Täter seinen Wahn aus, das Opfer durch den sexuellen Akt physisch und psychisch zu vernichten. Im Opfer können keine Illusionen aufkommen, vom Täter geliebt zu werden.

Sex als Psychotrauma-Überlebensstrategie

Zuweilen erscheint es mir fast schon wie die Ausnahme, wenn jemand, der mich um therapeutische Begleitung ersucht, in seinem Leben nicht auch sexuelle Traumaerfahrungen machen musste. Das gilt für Frauen wie für Männer. Das epidemische und globale Ausmaß sexueller Traumatisierungen wirft die Frage auf, wie normal die in den jeweiligen Gesellschaften gelebten Formen von Sexualität tatsächlich sind:

- Wie umfassend sind sie von Liebesillusionen und falschen Vorstellungen von Sexualität gespeist?
- Wie weit sind sie nur ein Versuch, Einsamkeit zu überspielen?
- Wie sehr sollen sie einen nicht vorhandenen Selbstwert kompensieren?
- Wie oft sind sie nur ein Versuch, sich kurzfristig Erleichterung vom Dauerstress der eigenen Lebensführung zu verschaffen?
- Wie häufig wird Sex rücksichtslos gegenüber körperlichen Verletzungen und Infektionen praktiziert?
- Wie bedenkenlos wird Geschlechtsverkehr ausgeübt, ohne das Risiko ungewollter Schwangerschaften in Betracht zu ziehen?
- Wie häufig wird »echte Männlichkeit« oder »ursprüngliche Weiblichkeit« als Pseudoidentitäts-Schablone benutzt, um die eigenen Kindheitstraumatisierungen nicht zu spüren?
- Wie gesund sind die sexuellen Praktiken im jeweiligen homo-, bi- und transsexuellen Milieu?

Sexualität, die als Psychotrauma-Überlebensstrategie praktiziert wird, verbindet nicht mit einem anderen Menschen, sie führt nur noch weiter in die persönliche Isolation. Sex zu haben wird zuweilen sogar gezielt dafür verwendet, sich in dissoziative Zustände zu flüchten.

Sex zur Dissoziation

In einem meiner Seminare sagte die Teilnehmerin: »Ich genieße Sex, weil mich das in einen dissoziativen Zustand versetzt. Ich trenne mich dann von meinem Körper und gehe in einen völlig weißen Raum, in dem es mir gut geht.«

Angesichts des enormen Ausmaßes an Traumatisierungen in vielen Gesellschaften nimmt es nicht wunder, wenn Sexualität vielerorts massenhaft suchtartig praktiziert und wie eine Droge benutzt wird. Sie wird häufig in Kombination mit Alkohol und anderen Rauschgiften ausgelebt. Am Beispiel einer sexuell traumatisierten Frau wurde mir folgendes deutlich:

Legalize surviving!

Die Legalisierung von Cannabis ist der gesellschaftliche Versuch, eine weitere, viel genutzte Psychotrauma-Überlebensstrategie zu normalisieren. Diese Frau war aus ihrem Herkunftsland Rumänien eigens in die Niederlande übersiedelt, weil sie dort ungestraft Cannabis konsumieren konnte, um ihre Traumagefühle zu betäuben.

Der Hinweis auf Drogenkonsum dient Tätern wie Opfern dazu, hinterher entschuldigend sagen zu können, man habe einen Filmriss gehabt, könne sich an nichts erinnern und sei für das Geschehene nicht verantwortlich. Auch wenn es keine bewussten Erinnerungen geben mag und die Überlebensstrategien alles dafür tun, um keine Erinnerungen zu haben, Traumaerinnerungen brennen sich im Körper eines Täters und in den Körper eines Opfers ein. Auch die Täter ekeln sich in ihren gesunden psychischen Strukturen vor dem, was sie tun. Sie müssen sich daher noch weiter von sich selbst abspalten. Im Extrem kommt es dazu, dass ein Körper ohne Kopf Sex macht mit einem Kopf ohne Körper. Häufig sind es Männer, die gedanken- und verantwortungslos Sex praktizieren mit Frauen, die längst jeglichen Kontakt zu ihrem Körper verloren und aufgegeben haben.

Eigentlich suchen die meisten Menschen nach Liebe und wohltuenden Körperkontakt. Sexualität allein kann nur Lust machen. Liebe kann nur in einer Beziehung entstehen. Daher ist beziehungslos gelebte Lust ein Strohfeuer, das schnell erlischt. Es muss immer wieder entfacht werden, um für kurze Momente ein wenig Wärme zu erzeugen. Viele fühlen sich nach einem Orgasmus ohne zwischenmenschliche Liebe und Berührung noch leerer als zuvor, weil sie nun erst recht ihre Einsamkeit spüren. Weil ihnen emotionale Nähe wegen ihrer frühen Traumatisierungen aber Angst macht, können sie ihre innere Ampel nicht einfach auf Beziehung umschalten. Sie bleiben weiterhin allein, betäuben den Schmerz ihrer Einsamkeit und suchen ihr Heil in einer Steigerung der Lustformen, wie ich sie zuvor bereits beim Stichwort »Sexsucht« beschrieben habe. Statt Lust erfahren sie am Ende erneut nur Schmerz, Scham und Ekel. Damit sind sie wieder am Ausgangspunkt angelangt, den sie eigentlich nicht wahrhaben wollen: ihrer zutiefst schmerzhaften Urerfahrung, von ihrer Mutter und ihrem Vater nicht gewollt, nicht geliebt und nicht geschützt worden zu sein.

Sexualtrauma-Partnerschaften

Finden sich zwei traumatisierte Menschen als Partner, so kann es in der Anfangszeit ihrer Beziehung durchaus sein, dass sie sexuelle Höhenflüge erleben und alle möglichen Varianten intensiven Geschlechtsverkehrs miteinander haben. Oft ist es jedoch so, dass die sexuell traumatisierten Frauen ihre in ihrer Kindheit herausgebildeten Überlebensstrategien aktivieren, um ihre Partner zu befriedigen und an sich zu binden. Diesen erscheinen sie dann wie Traumfrauen, die jederzeit zum Sex bereit sind und ihnen alle Wünsche erfüllen. Diese Frauen machen jedoch Sex in völlig dissoziierten Zuständen, in denen ihr gesundes Ich und Wollen weit weg ist. Kommt es bei ihnen zum Orgasmus, verlassen sie mental ihren Körper. Selbst wenn es innerhalb einer solchen Partnerschaft regelmäßig zu Gewaltausbrüchen kommt, dient der Sex dazu, die Beziehung dennoch fortzusetzen und die Illusion von Verbundenheit aufrechtzuerhalten.

Auch viele Männer sind in solchen Beziehungen beim Sex nicht bei sich. Sie wollen mit ihrem Penis und ihrer Körperkraft imponieren. Sie wollen beweisen, dass sie eine Frau zum Orgasmus bringen können, damit diese Frau dann gar nicht mehr anders könne, als ihnen sexuell hörig zu sein. Umso frustrierter sind sie, wenn es ihrer Partnerin nach einiger Zeit nicht mehr gelingt, ihre Überlebensanteile für den Sexualverkehr zu aktivieren und sich stattdessen andere Anteile in den Vordergrund drängen, die Sex ekelhaft finden und die körperliche Nähe eines Mannes nicht ertragen können. Dann verstehen sie die Welt nicht mehr und werden wütend und aggressiv. Manche schlagen dann sogar ihre Frauen.

Neuinszenierungen

Aufgrund der psychischen Spaltungsprozesse besteht bei allen Formen von Psychotraumata ein hohes Risiko, sie immer wieder neu zu inszenieren. Da sie verdrängt werden und die Überlebensstrategien den Bezug zur Realität verlieren, werden auch bestehende Gefahren nicht erkannt, werden Risiken über- oder unterschätzt, werden alle Vorsichtsmaßnahmen über Bord geworfen und alle Warnungen in den Wind geschlagen. Offensichtliche Täter werden nicht wahrgenommen, und es werden dort Täter gesehen, wo gar keine sind.

Als wäre nichts geschehen

Vor kurzem las ich in einem Zeitungsbericht, dass eine ältere Frau nachts beim Sammeln von Flaschen, um sich etwas Geld zu verdienen, von vier jungen Männern vergewaltigt wurde. Sie ging zur Polizei. Die vier Männer wurden verhaftet. Sie selbst zog bereits wenige Tage später nachts wieder zum Flaschensammeln los. Weil sie die Realität dessen, was sie an Trauma erlitten hat, nicht an sich heranlässt, kann sie auch die Realität des Risikos nicht wahrnehmen und macht weiter, als wäre nichts geschehen.

Auf Dating-Portalen lassen manche Frauen alles an Intuition vermissen, was ihnen auf den ersten Blick sagen könnte, dass dieser Mann ein Hochstapler und Lügner ist, dem es nur darum geht, sie finanziell, emotional und körperlich auszubeuten. Sie können wie in ihrer Kindheit nicht unterscheiden, wer der gute Papa ist und welcher Papa sie emotional ausgesaugt und körperlich vergewaltigt hat.

Auch die Prostitution ist eine gesellschaftliche Sphäre, in der sexuelle Traumatisierungen systematisch und täglich neu inszeniert werden. Es gibt wohl kaum eine Frau,

- die sich prostituiert und nicht schon in ihrer Kindheit eine sexuelle Traumatisierung erleben musste;
- die es nicht schon als kleines Mädchen gelernt hätte, in die Unterwerfungshaltung zu gehen und sich vom Täter die Rettung aus ihrer Einsamkeit und Kontaktlosigkeit zu erhoffen.

Insofern ist das Ausgeliefertsein und sich als Prostituierte den sexuellen Begierden eines Mannes zu ergeben eine Wiederholung der ihr bereits bekannten Überlebensstrategien aus ihrer Kindheit. Weibliche Prostituierte und männliche Stricher waren schon in ihrer Kindheit Opfer sexueller Traumatisierungen. Dass sie für ihre »Arbeit« Geld bekommt, kann ein schon in der Kindheit gelerntes Muster sein.

Für 50 Pfennige

Eine Frau bekam von ihrem Opa regelmäßig 50 Pfennige, wenn sie ihn sexuell befriedigte. Als junge Frau verdiente sie dann in einem Massagestudio Geld und befriedigte dort Männer auf deren Wunsch hin auch manuell. Dass ihr Großvater sie sogar vaginal penetriert hatte, konnte sie sich erst nach vielen Jahren intensiver Therapie eingestehen.

Im Unterschied zur Kindheitssituation mag es für manche Prostituierten so erscheinen, als wären sie nun nicht mehr hilflos und ausgeliefert. Als könnten sie jetzt selbst bestimmen, wie weit ein Mann bei ihnen gehen darf und wie viel Geld sie dafür einfordern können. Aus diesem Grund gibt es in diesem Milieu Frauen, die scheinbar selbstbewusst behaupten, sie würden das, was sie machen, gern tun und es mache ihnen Spaß. Mittlerweile gibt es sogar Lobbyverbände für Prostituierte, die es in Deutschland geschafft haben, ein Prostitutionsgesetz auf den Weg zu bringen, dass von der Vorstellung ausgeht, Prostitution sei ein Erwerbsberuf (Sexarbeit) wie jeder andere auch. Die fatalen Konsequenzen dieses Gesetzes zeigt eine Fernsehdokumentation mit dem Titel »Bordell Deutschland« (ZDF 2017). Deutschland wurde damit zu einem Magnet des weltweiten Sextourismus und der kriminellen Schattenwelt des Prostitutionsmilieus.

Beeindruckt hat mich an dieser Sendung, dass in ihr eine junge Frau zu Wort kommt, die den Ausstieg aus der Prostitution schaffte, weil sie auf dem Flugblatt einer Hilfsorganisation gelesen hatte, dass Prostitution eine Traumatisierung darstellt. Sie konnte anhand der beschriebenen Symptome den Bezug zu sich selbst herstellen und suchte sich entsprechende traumatherapeutische Hilfe.

Auch seitens der Freier ist der Gang zu einer Prostituierten in der Regel eine Trauma-Reinszenierung. Wer zu einer Domina geht, die einen körperlich quält und verbal demütigt, hat das Gleiche bereits als Kind erlebt. Die Domina repräsentiert die abweisende und unerreichbare Mutter, die aufgrund ihrer eigenen sexuellen Traumatisierungen das Kind körperlich nicht an sich heranlassen kann und männliche Sexualität verachtet.

So habe ich es bei einem Mann erlebt, der als Arzt arbeitete, verheiratet und Vater eines Kindes war und dennoch zwanghaft zu Dominas ging. Er setzte damit alles aufs Spiel: seine berufliche Karriere und seine Ehe. Gleiches gilt für den Mann im folgenden Beispiel.

Im Klo

Kürzlich las ich einen Zeitungsbericht über einen Jugendtrainer, der in den Toiletten des Sportclubs Kameras in der Decke installierte, um die Mädchen und Jungen über Jahre hinweg in ihrer Nacktheit zu filmen. Es kam in mir die Frage auf: Welche Formen von Traumatisierung trägt dieser Mann in sich, um diesem zwanghaften Voyeurismus nachgehen zu müssen, um am Ende, nachdem nun alles ans Licht gekommen ist, sein gesamtes soziales Leben zu ruinieren?

Was Menschen aus ihren Trauma-Überlebensstrategien heraus machen, ist völlig sinnlos. Es bringt sie nicht weiter. Sie reinszenieren ihre eigenen Opfererfahrungen blind, wobei sie nun von der Rolle des Opfers in die des Täters wechseln. Sie versuchen ihre Ohnmachts- und Schmerzerfahrungen dadurch auszulöschen, indem sie andere zum Opfer machen. So haben sie für kurze Momente die Illusion von Macht, Kontrolle über andere, intime Nähe oder gar Liebe. Dadurch aber beschädigen sie ihre eigene Psyche nur noch weiter. Sie steigern das Ausmaß an Schuld-, Scham- und Ekelgefühlen in ihnen noch mehr ins Unerträgliche. Es ist einfach nur widerlich, wenn Männer ihre sexuelle Erregung über den Geschlechtsakt mit Kindern regulieren und diese Männer wissen das in ihren gesunden Anteilen durchaus. Sonst wären im Strafvollzug die Gefangenen, die als »Kinderficker« bekannt sind, nicht am untersten Ende der Knasthierarchie.

Stalking

Oft werden Frauen von Männern verfolgt (englisch: stalking), die nicht von ihnen ablassen, selbst wenn sie die Beziehung beendet haben oder nie eine Beziehung mit ihnen hatten. Wenden sie sich dann nach langer Leidenszeit an die Polizei oder an Hilfsorganisationen, können diese zwar möglicherweise Kontaktverbote an die Stalker aussprechen oder den verfolgten Frauen praktische Verhaltenstipps geben oder sie bei Gericht unterstützen. Zur Ruhe kommen solche Opfer von Verfolgung dennoch nicht, selbst wenn sie Wohnorte wechseln und weit weg vom Stalker ziehen. In Zeiten von Internet und sozialen Medien können sich Stalker leicht wieder in Erinnerung bringen und ihr Opfer erneut in Angst und Schrecken versetzen. Täter spüren instinktsicher die ohnmächtigen Kindanteile in ihren Opfern und lassen nicht von ihnen ab, solange sie deren Angst spüren. Sie brauchen dieses Jagen des Opfers selbst als Trauma-Überlebensstrategie, um über die Erregungszustände, die das Jagen in ihnen hervorruft, ihre eigenen abgespaltenen Traumaängste nicht spüren zu müssen. Wie wichtig es für Stalking-Opfer ist, sich vor ihren Verfolgern selbst schützen zu können, zeigt folgende Fallarbeit.

Selbstschutz

Nach meinen Erfahrungen ist das Stalking eine Wiederholung der Kindheitssituation der Opfer. Sie hatten schon als Kind Ohnmacht erlebt und konnten sich vor einem Täter nicht schützen. So geschehen bei Anna, deren Vater sie als Kind sexuell traumatisierte. Als sie das ihrer Mutter erzählte, wollte diese nichts davon wissen und beschimpfte sie als Lügnerin. Als Anna das in einer Einzelsitzung für sich herausarbeiten konnte, erkannte sie schlagartig den Zusammenhang und verstand nun, warum ihre zahllosen Hilfegesuche an ihr Umfeld, sie vor einem Stalker zu schützen, genau wie in ihrer Kindheit nicht von Erfolg gekrönt waren. Sie war am Ende dieser Therapiestunde fest entschlossen, sich nun selbst zur Wehr zu setzen. Das funktionierte dann auch.

Trauma-Täter

Täter, die andere Menschen sexuell traumatisieren, sind in der Mehrzahl männlich. Sie sind Partner, Ehemänner, Internet-Bekanntschaften, Väter, Stiefväter, Großväter, Onkel, Erzieher, Pfarrer, Lehrer, Ärzte, Psychotherapeuten, Vorgesetzte, Kollegen etc. Es können auch männliche Kinder oder Jugendliche sein, die ihr eigenes Trauma der Sexualität an ihren Spielkameraden, Schwestern, Nichten, Heimmitbewohnern etc. neu inszenieren.

Grundsätzlich kann von der Hypothese ausgegangen werden, dass Menschen, die andere Menschen sexuell traumatisieren, Ähnliches erlebt haben, auch wenn das nicht in jedem Fall zutrifft. In ihrer Identität sind sie stets traumatisiert und in einem Trauma der Liebe sind sie ebenfalls gefangen.

Die Täter können auch weiblich sein, insbesondere wenn sie Mütter, Tanten, Erzieherinnen, Lehrerinnen oder Vorgesetzte sind. Zwei Fälle von mütterlicher Täterschaft, einmal an einer Tochter und einmal an einem Sohn, werden in einer Fernsehdokumentation eindrücklich geschildert (ARD 2012). Es wird hier gezeigt, wie die Mütter das Verhältnis zum Sohn bzw. zur Tochter allmählich erotisierten und ihre Kinder immer mehr zu sexuellen Handlungen verführten und mit Gewalt dazu zwangen. Die Kinder wurden durch Angstmachen oder Aggression emotional so stark gebunden, dass es ihnen unmöglich war, sich aus dieser Verstrickung mit ihrer Mutter zu lösen. Der Traumahintergrund der Mütter wurde in dieser Sendung leider nicht beleuchtet. Ich bin mir jedoch sicher, dass beide gezeigten Frauen das gesamte Spektrum einer Psychotrauma-Biografie in sich tragen.

Weil Mütter beim Windelwechseln und bei der Körperpflege direkt mit dem Intimbereich ihrer Kinder zu tun haben, fallen ihre sexuellen Übergriffe nicht so leicht auf. Sie können dabei sexuell erregt werden und Flashbacks in Bezug auf ihre eigenen sexuellen Traumatisierungen bekommen. Sie nehmen dann am eigenen Kind Handlungen vor, die sie selbst als Kind erleiden mussten.

Dass Frauen Täterinnen bei sexueller Gewalt sind, ist gesellschaftlich stark tabuisiert. Ihren Opfern wird kaum geglaubt, was sie erlebt haben (Homes 2004). Daher werden die Fallzahlen vermutlich noch unterschätzt, es könnten durchaus 20 % weibliche Täterinnen sein. Zudem befinden sich die männlichen Opfer in dem Dilemma, klar die Opferperspektive einzunehmen, da es zum männlichen Selbstverständnis gehört, Sex immer als etwas Gutes zu sehen, von dem ein Mann gar nicht genug bekommen könne (Bange 2007).

Was nicht sein kann

Ich bekam jüngst mit, wie eine Gutachterin den Antrag eines Mannes auf Zahlungen nach dem Opfer-Entschädigungsgesetz mittels eines aufwendigen aussagepsychologischen Gutachtens abgewiesen hatte. Dieser Mann, mit dem ich eine Zeit lang therapeutisch gearbeitet hatte, zeigte alle Anzeichen der Psychotrauma-Biografie. Er war nach seinen Erinnerungen von seiner Mutter seit Anfang seiner Pubertät zu regelmäßigem Sexualverkehr erpresst worden. Nach dem Motto, dass nicht ist, was nicht sein darf und alle eigenen Vorstellungen sprengt, kam die Gutachterin zu dem Schluss, dass nicht auszuschließen sei, dass sich dieser Mann das alles nur einbilde. Vermutlich leide er an Scheinerinnerungen und sei durch seine Therapeuten in dem Irrglauben bestätigt worden, der »Missbrauch« durch seine Mutter habe tatsächlich stattgefunden. Selbst detaillierte Schilderungen des Mannes

über Zeit und Ort der sexuellen Kontakte mit seiner Mutter wurden mit dem Hinweis auf angebliche wissenschaftliche Untersuchungen zu falschen Erinnerungen ignoriert. Dabei wäre es das Mindestmaß an wissenschaftlicher Redlichkeit zu sagen, man könne es als außenstehende Person nicht wissen, was tatsächlich geschehen sei. Daran erinnern kann sich ja nur die Person, die es erlebt hat. Mit dem Stempel wissenschaftlicher Autorität zu behaupten, das Ganze habe *nicht* stattgefunden und spiele sich nur in der Fantasie des Betroffenen ab, ist aus meiner Sicht bereits (Mit-)Täterschaft unter dem Deckmantel der Wissenschaft.

Einem Sexualtrauma-Opfer nicht zu glauben, ist neben der eigentlichen Tat die wesentliche Grundlage für sein Psychotrauma, an dem er dann möglicherweise Zeit seines Lebens leidet.

Auch wenn eine Mutter nicht selbst zur Sexualtrauma-Täterin wird, so ist sie oft in der Nähe, wenn das eigene Kind sexuell traumatisiert wird. Sie lässt das Kind allein, schaut weg und beschützt es nicht. Sie will es z. B. auch nicht wahrnehmen, wenn ihre älteren Söhne eine jüngere Schwester drangsalieren und sexuell misshandeln. Sie beschimpft ihre Tochter möglicherweise sogar als »Nutte«, wenn sie etwas von den sexuellen Übergriffen zu erzählen wagt. Dieser Verrat durch die eigene Mutter wird von den Betroffenen häufig als noch schmerzhafter als die körperlichen Übergriffe erlebt. Ein gutes Beispiel dafür ist der Dokumentarfilm »Nirgendland«.

Missbrauch über mehrere Generationen hinweg

Der Film »Nirgendland« ist ein beeindrucktes Dokument dafür, wie eine Mutter, die von ihrem Vater sexuell traumatisiert wurde, nicht realisierte, was ihr Vater dann fast zehn Jahre lang auch mit ihrer Tochter machte. Ihre Mutter, die nach dem Zweiten Weltkrieg von russischen Soldaten vergewaltigt wurde, hatte ihr den Rat mitgegeben: »Wer schreit, wird umgebracht. Wenn du erwachsen bist und verheiratet, ist alles vergessen.« Dieser Film ist auch die Chronik eines Justizskandals, bei dem der von seiner Enkelin angeklagte Täter trotz erdrückender

Beweislage freigesprochen wurde. Die Enkelin beging dann kurz nach dem Gerichtsprozess Selbstmord.

Mutterterror

Mütter, die selbst als Kinder sexuell traumatisiert wurden, und das unter allen Umständen verdrängen und verleugnen, können mit ihren Opferhaltungen einen ungeheuren Psychoterror auf ihre Familien ausüben. Sie verachten ihren Mann, werden oft wütend und rasten aus, sind tagelang depressiv oder liegen, von unzähligen Krankheiten geplagt, im Bett. Oft drohen sie auch mit Selbstmord. Sie sind für ihre Kinder nicht berechenbar. Die Kinder müssen beständig auf der Hut sein. Was wird diese Mutter als nächstes inszenieren? Wann wird sie plötzlich wieder umschwenken und mich möglicherweise wieder mit ihren Liebesbeteuerungen überhäufen? Sich als fürsorgliche Mutter in Szene setzen, mich zu Ärzten schleppen, mit meinen Lehrern besorgte Gespräche über mich führen etc.? Kinder wie Ehemänner haben hier keine Chance, gegen diese Trauma-Überlebensstrategien anzukommen.

Trauma-Täter-Haltungen

Die Formen sexueller Traumatisierungen von kindlichen Opfern lassen Rückschlüsse auf die Überlebensstrategien der Täter und Täterinnen zu. So verhalten sich manche Täter passiv-abhängig, betonen dem Opfer gegenüber, wie schlecht es ihnen gehe. Wie sehr sie daher Zuwendung und Liebe bräuchten und wie gut ihnen sexuelle Stimulation und Befriedigung täten, damit es ihnen wieder besser gehe. Solche Täter regredieren in eine Kindposition und stellen das Kind als Autorität über sich. Sie rufen dadurch dessen kindliche Fürsorge und Mitleid hervor. Vermutlich ist das die häufigere Variante vor allem bei innerfamiliärer sexueller Traumatisierung. Die Täter geraten aus ihren Trauma-Opfer-Haltungen in die Täterposition nach dem Motto:

- »Bitte, sei lieb zu mir!«
- »Schau, wie schlecht es mir geht.«
- »Du kannst dafür sorgen, dass ich mich wieder besser fühle!«
- »Ich liebe dich und du liebst mich!«

- »Es ist nichts passiert.«
- »Was wir hier machen, ist unser beider Geheimnis!«
- »Du möchtest doch nicht, dass dein Vater ins Gefängnis kommt!«

Diese Tätergruppe als »pädophil« zu bezeichnen ist verwirrend, denn dieses griechische Wort bedeutet »Kinderliebhaber«. Von gesunder Liebe kann hier keine Rede sein. Wenn, dann sind es Liebesillusionen, entstanden aus dem eigenen Trauma der Liebe, die die Täter selbst glauben machen, sie liebten die Kinder, denen sie in Wirklichkeit wehtun und für den Rest ihres Lebens einen schweren emotionalen Schaden zufügen. Kinder sind für sie einfache Opfer. Sie wehren sich nicht, sind leicht einzuschüchtern und mit kleinen Belohnungen zufriedenzustellen. Mit Erwachsenen wäre das wesentlich schwieriger.

Nur kuscheln?

Ein Sexualtrauma-Täter hat sich seine Übergriffe auf seine Tochter so zurechtgelegt: »Ich hatte mit meiner jüngsten Tochter (jetzt zehn) erste sexuelle Begegnungen, als sie drei war. Sie kam zu mir und schmiegte sich an, kuschelte und streichelte mich. Das war sehr angenehm für mich. Zu diesem Zeitpunkt ging das aktiv von ihr aus und ich habe nicht nein gesagt, weil es schön war. Das ging mehrere Jahre so, dann wollte sie es plötzlich nicht mehr. Als sie es dann abgewehrt hat, obwohl sie sich weiterhin im Bett, auf dem Sofa, beim Fernsehen sehr an mich kuschelte, fiel mir das nicht leicht, das zu akzeptieren. Ich denke, ich habe nichts ausdrücklich gegen ihren Willen gemacht. Belästigt habe ich sie mit meinen Annäherungsversuchen zum Schluss hin vielleicht schon.

Sie ist weiterhin nett und umgänglich. Wenn sie jetzt nach der Scheidung von ihrer Mutter bei mir ist, legt sie sich auch mal in mein Bett zum Schlafen. Mein Gefühl ist, dass deswegen kein Trauma bei ihr entstanden ist.«

Der Begriff »sexuelle Begegnung« im obigen Beispiel zeigt, wie meilenweit weg von der Realität ihrer Opfer Sexualtrauma-Täter sein können. Wie es für ihre Opfer wirklich ist, zeigt z. B. der folgende Bericht:

Muskuläre Verkrampfung

»Ich bin Anfang 60. Mithilfe von zwei Therapien habe ich mir im Laufe meines Lebens einige meiner abgespaltenen Anteile zurückerobert. Vor allem mir meine Wut wieder zugänglich zu machen, war für mich von enormer Bedeutung. Hatte ich doch als Tochter einer zur Liebe unfähigen Mutter, die mich emotional offen abgelehnt hat, die Schuld aller Welt gepachtet und kein besonders großes Selbstwertgefühl aufgebaut. Mein Vater, von dem ich emotional abhängig war, hat sich von meinem fünften bis zu meinem zwölften Lebensjahr zu mir ins Bett gelegt.

Daran habe ich bis auf diffuse Körpererinnerungen und nächtliches muskuläres Verkrampfen keine Erinnerung. Außerdem hatte ich bis Mitte 40 keine Ahnung davon und hätte immer gesagt, ich wollte meinen Vater nicht bei mir im Bett haben, während mein Bruder immer ins Bett der Mutter flüchtete.

Dass es so war, habe ich von den Eltern in einer Gesprächssituation erfahren, in der ich die Mutter angegriffen hatte und sie durch das Gesagte die Aufmerksamkeit auf den Vater lenken wollte. Bei dieser für mich total neuen Entdeckung habe ich als Unbeteiligte reagiert und erst viel später realisiert, was da ans Licht gekommen war.«

Die Mitleidstour des bedürftigen Opfers wenden erwachsene Täter auch gegenüber erwachsenen Frauen an.

Täter können auch in der aggressiv-dominanten Form auftreten. Sie tragen aufgrund ihrer eigenen Traumabiografie, ihres eigenen Nichtgewollt-, Nichtgeliebt- und Nichtgeschütztseins Wut, Hass und Selbstablehnung in sich und verlagern ihre Traumagefühle nach außen. Sie sehen in ihrem Opfer die Anteile, die sie selbst in sich abgespalten haben und am liebsten ausradieren möchten. Stellvertretend in einer anderen Person bekämpfen sie ihre eigenen traumatisierten Anteile, beschimpfen sie, bestrafen sie und fügen ihnen das zu, was ihnen selbst von einem Täter angetan wurde. Sie haben Hass auf diese völlig unschuldige Person, verletzen sie und machen sie fertig. Sie imitieren die Täterhaltungen, die sie selbst in der Opferposition erleben mussten:

- »Es ist mein Recht und deine Pflicht, mit mir Sex zu haben!«
- »Ich habe schließlich dafür bezahlt!«
- »Ich bin dein Vater/Ernährer!«
- »Du hast mich verführt!«
- »Stell dich nicht so an: Es ist schön und nicht schlimm für dich!«
- »Auch wenn du nein sagst und dich wehrst, meinst du in Wirklichkeit ja!«
- »Dir wird niemand glauben, weil du eine Lügnerin bist!«

Diese Tätergruppe scheut auch nicht davor zurück, ihre Opfer mit K.o-Tropfen zu betäuben, ihnen Alkohol einzuflößen, sie zuvor zu schlagen oder Todesdrohungen gegen sie auszusprechen, bevor sie sie vergewaltigen. Ihre Sprache ist brutal und verroht. Sie reden dann z. B. von »Frischfleisch«, auf das sie »geil sind«.

Rehder und Meilinger (1997) haben versucht, männliche Straftäter, die wegen »sexuellen Missbrauchs« verurteilt wurden, in unterschiedliche Typen zu klassifizieren. Sie kamen zu folgendem Ergebnis, die meine Unterscheidung in vorwiegend Opfer- oder Täter-Haltungen als Trauma-Überlebensstrategien unterstützt. Demnach sind Trauma-Täter entweder

- depressiv und anpassungsbereit,
- sozial angepasst und zwanghaft strukturiert,
- angepasst, dann zeitweise alkoholisch enthemmt,
- sozial kompetent, aus der Lebensbahn geworfen, tatverleugnend oder
- kriminell verfestigt und rücksichtslos-egozentrisch.

Täter haben es besonders leicht bei solchen Kindern, die von ihren Eltern nicht gewollt, nicht geliebt und von diesen daher auch nicht geschützt werden. Diese sind hungrig nach Zuwendung und Körperkontakt und deshalb leicht verführbar. Sie führen dem Täter zuweilen sogar andere Opfer zu, wie Karl Grünberg es in einem Beitrag über einen Sexualtrauma-Täter veranschaulicht, der mindestens 11 Jungen in 379 Einzeltaten sexuell traumatisierte (Grünberg 2018). Einer der vielen

Gründe, warum gerade Jungen nichts von dem erzählen, was sie erleiden, ist ihre Angst, dann möglicherweise als »schwul« zu gelten.

Das Prinzip der Täterhaltungen besteht aus der Umkehrung der Tatsachen:

- Wahrheiten, die das Opfer ausspricht, werden als Lügen hingestellt.
- Die eigenen Lügen werden als definitive Wahrheiten behauptet.
- Das eigene schmutzige Tun wird dem Opfer unterstellt: Du bist schmutzig!
- Wenn das Opfer die Wahrheit über das schmutzige Tun des Täters in der Familie offenbart, wird es als »Nestbeschmutzer« hingestellt.
- Der Täter rechtfertigt die eigenen Aggressionen als Notwehr gegen die Verhaltensweisen seines Opfers.
- Wenn sich das Opfer wehrt, wird es als aggressiv bezeichnet.
- Die Traumatisierung des Opfers wird ihm als Unterstützung und Hilfe umgedeutet, für die das Opfer dankbar sein müsse.
- Der Täter sieht sich selbst als das bedauernswerte Opfer der Verhaltensweisen seines Opfers.

Trauma-Opfer-Haltungen

Da auch die meisten Opfer sexueller Traumatisierung ihr Opfersein nicht wahrhaben wollen und das psychisch nicht aushalten können, entwickeln sie Opferhaltungen, die nach dem gleichen Prinzip der Täter-Opfer-Umkehr funktionieren:

- Mir geht es gut, es war nichts.
- Mein Vater, Opa … würde so etwas nie machen, ich bilde mir das nur ein.
- Mein Opa, Papa, Sportlehrer … liebt mich.
- Ich muss mich noch mehr anstrengen, ein gutes Kind zu sein.
- Ich bin dafür verantwortlich, dass die Mama sich nicht umbringt.
- Ich bin dafür zuständig, dass wir eine heile Familie sind.
- Ich bin schuld, dass mir das passiert ist.
- Ich muss mich dafür schämen.
- Ich habe selbst Lust dabei empfunden.

- Ich bin schlecht, sündig, verdorben.
- Ich habe es verdient.
- Mein Körper ist dafür da.
- Ich darf niemandem etwas sagen, sonst kommt mein Papa, Opa… ins Gefängnis.

Insofern passen Täter- und Opferhaltungen gut zusammen, weshalb die sexuelle Traumatisierung über viele Jahre unentdeckt stattfinden kann. Manche Opfer bedauern es sogar, wenn sich der Täter von ihnen abwendet und sich einem anderen Opfer zuwendet. Innere Anteile von ihnen fühlen sich dann zurückgewiesen und nicht mehr geliebt. Sie sind enttäuscht, wenn sie mitbekommen, dass der Täter das Gleiche auch mit anderen Kindern macht. Sie dachten bislang, sie wären für ihn einzigartig. Die Trauma-Überlebensstrategien von Opfern und Tätern kleben mit einer für den Alltagsverstand nur schwer nachvollziehbaren Hartnäckigkeit aneinander und verhindern so ein Ende der Grausamkeiten.

Täter-Strategien

Anita Heiliger (2000) hat Gerichtsakten ausgewertet, um zu verstehen, wie verurteilte »Missbrauchstäter« vorgehen. Sie kam zu folgenden Erkenntnissen:

- Die Täter entwickeln zunächst Annäherungsstrategien, um Kontakt mit ihrem kindlichen Opfer zu bekommen. Sie sind freundlich und nett, gehen auf die Bedürfnisse ihres Opfers ein, werden zu beliebten Spielkameraden und machen besondere Dinge mit einem Kind, das so etwas ansonsten nicht erlebt.
- Die nächste Stufe ist es, Strategien zur Absicherung des Zugangs zum Opfer zu entwickeln. Der Täter versucht sich unentbehrlich zu machen, übernimmt z. B. Elternpflichten (Hausaufgabenbetreuung, Aufsicht bei Abwesenheit der Eltern), die diese als Entlastung empfinden.
- Danach versuchen Täter, das Verhältnis ihres Opfers zu möglichen Schutzpersonen zu spalten. Sie ziehen ihr Opfer auf ihre Seite und werten die Schutzpersonen ab: »Deine Mutter hat ja keine Ahnung!«

Dies fällt ihnen umso leichter, je schlechter das Verhältnis des Opfers, also z. B. eines Kindes, zu seinen ursprünglichen Bindungspersonen ist. Der Täter bringt sich Zug um Zug selbst in die Position einer emotionalen Bindungsperson für sein Opfer. Schnappt diese Falle beim Kind zu, hat er fortan leichtes Spiel.

- Die sexuellen Übergriffe werden langsam gesteigert: der Täter fotografiert das Kind – er reibt sich angezogen am angekleideten Kind – der Täter fordert das Kind auf, sich auszuziehen – die Badezimmertüre darf nicht mehr abgeschlossen werden – das Kind muss dem Täter beim Onanieren zusehen – der Täter fordert das Kind auf, ihn oral zu befriedigen – der Täter dringt oral, anal oder genital in das Kind ein.

Heiliger fand in ihrer Studie heraus, dass die Täter ihre Strategien auch dann noch weitergesponnen hatten, nachdem ihre Taten aufgedeckt worden waren. Sie versuchten sich nun zu entlasten und schoben die Verantwortung für ihr Tun von sich weg. Sie gaben vor Gericht an, sich an nichts erinnern zu können, verwiesen auf Alkohol- oder Drogenkonsum, bagatellisierten und gaben notfalls dem Opfer die Schuld, dass sie zu solchen Handlungen verführt habe. Manche gestanden vor Gericht zwar bestimmte Vorfälle ein, um andere, noch wesentlich schlimmere zu vertuschen. Sie erweckten vor dem Richter und Staatsanwalt den Eindruck der Kooperativität, spielten diesen Einsicht und Reue vor, um ein mildes Urteil zu bekommen. Erhielten sie dieses, machten sie mit ihrer Täterschaft weiter, suchten wenn möglich das gleiche Opfer wieder auf oder fahndeten sofort wieder nach einem neuen.

Sogar in Gefängnissen oder im Maßregelvollzug setzen Täter ihre Strategien fort, Opfer für sexuelle Traumatisierungen zu umgarnen und einzuwickeln. Das kann eine Gefängnisbeamtin sein oder eine Sozialarbeiterin oder Psychologin. Es gibt Fälle, bei denen Gefängnisaufseherinnen solchen Tätern zur Flucht verholfen haben (SRF 2016). Es gibt brutale Fälle, in denen Trauma-Täter eine Frau im Gefängnis als Geisel nehmen und sie stundenlang vergewaltigen.

Menschen mit ähnlichen Traumahintergründen ziehen sich intuitiv an. So entstehen nicht nur in der Zivilgesellschaft, sondern selbst noch im Strafvollzug und in der Forensik Netzwerke derer, die im Trauma der eigenen Täterschaft gelandet sind und ihre Täterhaltungen brauchen, um nicht in den Abgrund ihrer Traumagefühle zu stürzen. Ebenso wittern solche Täter zielsicher Menschen, die Trauma-Opfer sind und sich in Opferhaltungen flüchten. Auch Menschen, die schon Trauma-Opfer geworden sind, zieht es unbewusst zu Trauma-Tätern hin.

Anita Heiligers Erkenntnisse über das Ausmaß und die Beharrlichkeit von Täterstrategien und die damit verbundenen Täter-Opfer-Dynamiken in Beziehungen bestätigen meine These, dass die Täter von »sexuellem Missbrauch« selbst schwer traumatisiert sind. Sie können deshalb nur dann mit ihren Überlebensstrategien aufhören, wenn sie ihre eigene Psychotrauma-Biografie aufarbeiten und aus ihr auszusteigen bereit sind. Ansonsten nützt einer Gesellschaft der ganze Aufwand an polizeilichen Ermittlungen, Gerichtsverfahren, Bewährungshilfen, Sozialarbeit, üblichen Psychotherapien, Straf- und Maßregelvollzug herzlich wenig. Das alles kann die Sexualtrauma-Täter von ihrem Tun nicht dauerhaft abhalten. Polizei und Justiz, die über die Dynamik von Psychotraumata nichts wissen, können eine Gesellschaft daher auch nicht wirkungsvoll vor weiteren Gewalttaten schützen.

Der Fall Staufen im Breisgau

Ein horrendes Beispiel für die Vergeblichkeit von Strafverfolgung, Verurteilung, Sozialarbeit oder Psychotherapie,

- wenn nur die Bekämpfung von Symptomen im Mittelpunkt steht und
- wenn die Psychotraumata bei den Tätern nicht als solche erkannt und benannt werden und bei ihnen nichts an den traumatischen Ursachen verändert wird,

ist ein Fall von sexueller Traumatisierung in Deutschland, der im Jahr 2018 medial hohe Wellen geschlagen hat (SZ 2018; alle wörtlichen Zitate sind aus diesem Artikel entnommen).

Eine 47-jährige Mutter lieferte ihren neun Jahre alten Sohn an einem 38 Jahre alten Mann aus, der ihr mit seinen Schmeicheleien den Hof gemacht hatte, um an ihr Kind heranzukommen. Sie ließ es schließlich zu, dass dieser Mann ihren Sohn über das Darknet anderen Männern zur sexuellen Traumatisierung anbot und sie beide eine Menge Geld dafür erhielten. Sie war bei den Vergewaltigungen ihres Sohnes in der eigenen Wohnung mit dabei. Dies geschah zwei Jahre lang, ehe es der Kriminalpolizei gelang, das ganze Geschehen auffliegen zu lassen und den Täter bei einer fingierten Übergabe des Kindes an Kunden zu verhaften.

Besonders irritierend ist dieser Fall, weil sowohl die Mutter (Frau T.) dem Sozialamt und vor Gerichten schon lange keine Unbekannte war, als auch der Täter (Herr L.) wegen des Besitzes von Kinderpornografie bereits seit vielen Jahren polizeilich aufgefallen, zu einer Bewährungsstrafe von einem Jahr verurteilt und später sogar wegen Rückfälligkeit langjährig inhaftiert worden war. Seine Freiheit nutzte er weiterhin aus, um kinderpornografisches Material auf seinem Computer zu sammeln, weiter zu versenden und selbst pornografische Filme mit einem 13-jährigen Mädchen zu drehen. Als man ihm wiederum auf die Schliche kam und seinen Computer beschlagnahmte, besorgte er sich noch am gleichen Tag einen neuen. Er wurde für seine erneuten Taten zu vier Jahren und vier Monaten Haft verurteilt. Weil er sich vor Gericht kooperativ gab, ein vermeintlich glaubhaftes Geständnis ablegte und sich angeblich therapieren lassen wollte, verzichtete die Richterin auf die von der Staatsanwaltschaft beantragte Sicherheitsverwahrung nach dem Verbüßen seiner Haftstrafe. Die Richterin wollte dem Täter helfen, in ein normales Leben zurückzukommen. Sie sagte zu ihm vor Gericht: »Sie haben eine zweite Chance verdient.«

Diese erneute Chance nutzte der Täter dann auch weidlich für die Fortsetzung seiner kriminellen Aktivitäten aus. Schon im Gefängnis befragte er andere Häftlinge über ihre sexuellen Vorlieben und schrieb einen von pornografischen und sadistischen Fantasien durchzogenen Aufsatz. Da er nach seiner Haftzeit als stark rückfallgefährdet eingestuft wurde, stellte man ihn unter Führungsaufsicht. Er musste regelmäßig Kontakt zu Polizeibeamten im Rahmen eines Programms für stark rückfallgefährdete Sexualstraftäter halten, zusätzlich eine Therapie in einer Forensischen Ambulanz beginnen und sich von Minderjährigen fernhalten.

Dennoch lernte er schon bald die neun Jahre ältere Mutter seines späteren Opfers kennen, zog bei ihr ein, spielte den fürsorglichen Vater für den Jungen und stellte sich ihm gegenüber als besser dar als seine überforderte und an ihm wenig interessierte Mutter. Er zog der Mutter und dem Kind gegenüber alle Register der weiter oben schon dargestellten Täterstrategien: »Das Kind ist mir definitiv nicht egal!«, »Der Junge mag das, was da passiert ist!« Zu seinen verordneten Therapiesitzungen erschien er unregelmäßig, wollte nur, dass die 40 Minuten so schnell wie möglich herumgingen und er dann wieder für zwei bis drei Wochen seine Ruhe hatte. Ein konkretes Therapieziel hatte der Psychotherapeut, der mit ihm arbeiten sollte, offenbar nicht. Er bekam auch nichts davon mit, was Herr L. schon wieder alles an sexuellen Übergriffen inszenierte. Er vermutete sogar, dass der Täter eine positive Bindung zu dem Jungen, der sein Opfer war, entwickelt hatte und dies dem Jungen eine gute Entwicklung ermöglichen könnte. So schrieb der Psychotherapeut auf Wunsch des Täters mit amtlichem Briefkopf ein Gefälligkeitsattest, das ihm bescheinigte, dass er für das Kind seiner Freundin keine Gefahr darstelle.

Den Kontakt zu den Polizeibeamten und zur Bewährungshelferin hielt der Täter penibel ein. »Er versucht, alles richtig zu machen«, sagte seine Bewährungshelferin. Offenbar wollte er sichergehen, dass ihm niemand auf die Schliche kam, und ahnte, was er in Wirklichkeit schon wieder tat. So erfuhren Polizei und Bewährungshilfe lange Zeit nicht, dass Herr L. Kontakt mit Frau T. und ihrem Sohn hatte und schon wieder Kinderpornografie auf seinem Computer sammelte. Er lud sogar seine Videos, die er mit dem Jungen und dem Mädchen einer Bekannten der Mutter drehte, ins Darknet hoch und verkaufte sie dort. Die sexuellen Übergriffe auf den Jungen wurden mit der Zeit immer zahlreicher und heftiger. Er wurde an vier Männer verkauft. 50 Missbrauchsfälle an dem Jungen standen am Ende zur Anklage. Selbst das Jugendamt hatte mitbekommen, dass sich der Täter entgegen der polizeilichen Auflagen in der Wohnung der Mutter aufhielt und damit Kontakt zu einem Minderjährigen hatte. Es wurde zwar von einem Team ein unangemeldeter Hausbesuch gemacht und der Mutter und dem Täter das Versprechen abgenommen, dass sich der Täter nicht mehr im Beisein des Jungen in der Wohnung aufhalten dürfe. Doch de facto bewirkte das nichts. Daher nahm das Jugendamt den Jungen kurze Zeit später in Obhut und brachte ihn bei einer Pflegefamilie unter. Da die Mutter dieser Inobhutnahme gerichtlich widersprach und dem Familiengericht und dem Jugendamt offenbar glaubhaft die Rolle der verzweifelten Mutter vorspielte, kam der Junge wieder zu ihr nach Hause zurück. Die Richterin am Familiengericht meinte im Nachhinein: »Weil sie nicht so zurechtgemacht war, wirkte sie auf mich authentisch, unverstellt, echt. ›Schau mal, ich brauche mich nicht schön zu machen, ich bin so, wie ich bin. Ich liebe meinen Sohn, er liebt mich.‹« Die Mutter sei sehr überzeugend und fordernd aufgetreten. Sie sei als Richterin überrascht gewesen über die Diskrepanz zwischen der Person und ihrem Wortschwall. Das Martyrium des Jungen ging somit weiter.

Dies ist für mich ein gutes Beispiel dafür, wie wenig das psychologische Alltagsbewusstsein von Richtern ausreicht, um Psychotraumata und Psychotrauma-Überlebensstrategie zu durchschauen. Allein schon vieles Reden ist nach meinen Erfahrungen ein untrügliches Zeichen dafür, dass Menschen unter Traumadruck stehen und ihre chronische Übererregung wegzureden versuchen. Sie können gar nicht zuhören und reflektieren, was andere ihnen sagen. Sie versuchen ihren inneren Aufruhr und den Widerstand anderer gegen das, was sie tun, zu über-reden. Traumatisierte Menschen zeigen auch bei niedriger Intelligenz einen enormen Überlebenswillen. Je stärker sie traumatisiert sind, desto unaufhaltsamer sind ihre Überlebenswillens-Strategien. Michaela Huber (2018) weist in einem Beitrag in der Zeitschrift »Stern« eindrücklich darauf hin, dass auch Mütter Menschen sind, die aufgrund ihrer eigenen Geschichte zu allen Grausamkeiten fähig sind, auch gegenüber ihren eigenen Kindern. Der Müttermythos, dass alle Mütter im Grunde ihres Herzens ihre Kinder liebten, dürfe nicht länger dazu verwendet werden, die Augen vor der Realität von Tätermüttern zu verschließen.

Aufgrund ihrer guten Erfahrungen mit Gerichten ging die Täter-Mutter im Fall Staufen dann weiter und versuchte sogar beim zuständigen Oberlandesgericht einen lockereren Umgang für ihren Sohn mit dem Täter zu erstreiten.

Wie traumatisiert sowohl die Täter-Mutter wie ihr Täter-Freund sind, geht allein schon aus dem wenigen hervor, was über ihre Biografien bekannt ist. Bei der Täter-Mutter stirbt deren epilepsiekranke Mutter, als sie drei Jahre alt ist. Zunächst kommt sie zur Großmutter, und als auch diese stirbt, da ist sie elf Jahre alt, kommt sie zu ihrem älteren Bruder. Wie bei ausgeprägten Trauma-Biografien üblich, kann die Täter-Mutter dem Gutachter gegenüber nur wenig zusammenhängende Aussagen machen, weil sie über ein »ausgesprochen lückenhaftes biografisches Wissen« verfüge und wenig schildern könne, »was in ihrem Leben von Bedeutung war«. Sie schaffte mit Mühe den Hauptschulabschluss und arbeitete nach einem freiwilligen sozialen Jahr in einem Pflegeberuf. Mit 24 Jahren bekam sie ihr erstes Kind, eine Tochter. Nach zwei Ehen zeugte sie mit einem weiteren Mann den Jungen, der später mit ihrer Hilfe und in ihrem Beisein so schwer sexuell traumatisiert wurde. Nachdem der Vater des Jungen früh starb, kiffte sie, ließ ihren Haushalt verwahrlosen, lebte von Sozialhilfe und Minijobs. Als sie dann Herrn L. kennenlernte, tat sie – geradezu lehrbuchmäßig für jemand, der im Trauma der Liebe feststeckt, um sein Trauma der Identität nicht zu fühlen – alles, um ihm zu gefallen, einschließlich ihm die Tochter einer Bekannten und ihren eigenen Sohn zur sexuellen Ausbeutung auszuliefern. Für ihre offiziell als »Depressionen« deklarierten Traumafolge-Störungen gab ihr eine Mitarbeiterin vom Jugendamt lediglich den Rat, sich Medikamente verschreiben zu lassen.

Alles spricht also dafür, dass Frau T. die meiste Zeit aus ihren Psychotrauma-Überlebensstrategien heraus handelte und eine gesunde Ich- und Willensbildung aufgrund ihrer frühen Traumatisierungen nicht stattgefunden hat. Stattdessen kämpfte sie sich mit ihren Überlebenswillens-Programmen durchs Leben. Mit diesen beeindruckte sie u. a. sogar Richterinnen, die von Psychotraumata und einer Psychotrauma-Biografie nicht die leiseste Ahnung haben, weil sie sich so gegenüber Hinweisen auf ihre Verantwortlichkeit gänzlich unzugänglich machen konnte. Die Weigerung, sich ernsthaft mit sich selbst auseinanderzusetzen und das eigene Verhalten zu reflektieren, ist ein typisches Zeichen von Trauma-Überlebensstrategien, eine Form der Selbstimmunisierung, um die eigenen Traumatisierungen zu verleugnen und den ganzen darin enthaltenen Schmerz nicht fühlen zu müssen. Stattdessen werden für das, was schiefläuft, andere für schuldig erklärt und als ungerecht handelnd empfunden. Im Wechsel werden Opfer-Haltungen – »Mir geht es schlecht, ich bin depressiv!« – und Täter-Haltungen – »Von Ihnen lasse ich mir nicht in mein Leben hineinreden!« eingesetzt, um sich irgendwie durchzuschlagen. Wo es notwendig ist, wird mit den Behörden kooperiert, sobald eine Möglichkeit gespürt wird, diese aus dem eigenen Überleben herauszuhalten, wird dies strategisch geplant und gekonnt umgesetzt. Kinder haben hier keine Chance, in ihren Bedürfnissen gesehen, von ihrer Mutter ernst genommen und von ihr geschützt zu werden. Angesichts dessen, was Frau L. mit ihrem Sohn inszenierte, gehe ich mit großer Wahrscheinlichkeit davon aus, dass auch sie selbst als Kind sexuell traumatisiert wurde.

Auch bei Herrn L. offenbart seine Lebensgeschichte eine klare Psychotrauma-Biografie. Er wurde nach Aussagen seiner Mutter bei einer Vergewaltigung gezeugt. Seinen leiblichen Vater kennt er nicht. Im Alter von sechs oder sieben Jahren wird er nach seinen eigenen Aussagen von einem Onkel sexuell missbraucht. Als er neun Jahre alt ist, heiratet seine Mutter einen alkoholabhängigen und gewalttätigen Mann. Wegen der psychischen Probleme seiner Mutter wird er immer wieder in Pflege gegeben. Er schafft die Hauptschule über den Umweg der Sonderschule, bricht eine Lehre als Koch ab und absolviert den Grundwehrdienst als Sanitäter. Er wird zunächst Kleinkrimineller, lügt, betrügt und versteht es ganz geschickt, andere Menschen hinters Licht zu führen.

Er baut sich seine Scheinwelt auf, passt sich äußerlich an und reinszeniert seine Trauma-Biografie des nicht gewollten, nichtgeliebten und nichtgeschützten Kindes. Auch er hat kein gesundes Ich zur Verfügung, dass ihm sagen könnte, was richtig ist und was nicht. Auch er steht unter dem Druck seiner traumatisierten Anteile, läuft vor ihnen und ihrem unerträglichen Schmerz davon. Er zieht mit seinen Überlebensstrategien immer wieder neue Menschen in sein inneres Chaos hinein. Er ist ein klares Beispiel dafür: Je traumatisierter ein Mensch ist, umso unerbittlicher und zwanghafter hält er an seinen Überlebensstrategien fest.

Am 7. August 2018 wurde Frau T. zu 12,5 Jahren Gefängnis verurteilt, Herr L. zu 12 Jahren Gefängnis mit anschließender Sicherheitsverwahrung. Auch dieses Mal hatte es Herr L. geschafft, den Richter mit seiner antrainierten Kooperationsstrategie einzuwickeln und einer noch höheren Freiheitsstrafe zu entgehen. Er inszenierte sich bei Gericht als der eigentliche Anwalt von Recht und Gerechtigkeit. Als wäre nicht er der Täter, sondern der Richter. Wieder durchschaute das Gericht seine Trauma-Überlebensstrategien und Täterhaltungen nicht. Als Initiator und Haupttäter erhielt er sogar noch eine geringere Haftstrafe als die Frau, die er in seinen Vergewaltigungswahnsinn hineingezogen hat.

Staufen ist bei weitem kein Einzelfall, wie u. a. der im Frühjahr 2019 an die Öffentlichkeit geratene 1000-fache Verdacht auf sexuelle Traumatisierung im Fall eines Mannes aus Lügde beweist. Mindestens 29 Kinder hatte er in seinen schäbigen Wohnwagen auf einem Campingplatz gelockt und dort sexuell traumatisiert. Auch hier wusste das Jugendamt schon lange Bescheid und bestellte, als Gipfel der Absurdität, den Täter sogar zum Pflegevater für ein Mädchen, das ihm dann als Lockvogel für andere Kinder diente (Süddeutsche Zeitung 2019c). Er hing sogar völlig unverfroren in einem nahegelegenen Supermarkt Werbezettel auf, um Kinder in seine Falle zu locken. Wie weit auch Personen innerhalb der zuständigen Polizeidienststelle in den Fall verwickelt sind, werden die derzeit noch laufenden Strafermittlungsverfahren hoffentlich klären können.

Eine generelle und verpflichtende Fortbildung von Juristen (Richtern, Staatsanwälten, Strafverteidigern) in Psychotraumatologie wäre spätestens angesichts dieser Fälle dringend geboten. Auch die Mitarbeiter des Jugendamtes, der Bewährungshilfe und hinzugezogene Psychotherapeuten bräuchten dringend Grundlagenwissen über die Psychotrauma-Biografie, in der vermutlich die meisten ihrer Klienten und Patienten gefangen sind. Statt ihre Energie und Arbeitszeit in solch absurde Unternehmungen zu investieren, das in der Schule auffällig gewordene traumatisierte Kind auf »Autismus-Verdacht« zu diagnostizieren, könnten sie dann die Opfer- wie Täterhaltungen seiner Peiniger besser und frühzeitiger erkennen. Sie ließen sich dann auch von den Tätern nicht so leicht und mit so großer Naivität täuschen, belügen und beschwichtigen. Statt mit verschwommenen Begriffen wie »schwere

Kindheit«, »schlimmes Schicksal« zu operieren, hätten sie dann eindeutige Begriffe und einen klaren Standpunkt zur Verfügung, um sich nicht in die Täter-Opfer-Dynamik solcher partnerschaftlichen und familiären Beziehungssysteme hineinverstricken zu lassen.

Um es auf den Punkt zu bringen: Wer es mit traumatisierten Menschen zu tun hat, kann nichts Substanzielles bewirken, wenn er von Psychotraumata nichts versteht. Daher können Polizei, Justiz und helfende Berufsgruppen wie Ärzte, Psychologen oder Sozialarbeiter eine Gesellschaft auch nicht ausreichend vor Sexualtrauma-Tätern schützen. Im Gegenteil, sie betreiben sogar dann noch Täterschutz, wenn sie mit dem Opferschutz argumentieren: Wenn der Täter geständig ist, erhält er eine milde Strafe, weil dann dem Opfer die Konfrontation mit dem Täter erspart bliebe. So geschehen etwa im Falle eines 66-jährigen Diakons, der ein 15-jähriges Mädchen, das zu ihm Vertrauen hatte, vergewaltigte. Er konnte den Gerichtssaal zufrieden lächelnd mit einer Bewährungsstrafe verlassen, während das Mädchen hochtraumatisiert in der Psychiatrie gelandet war. (Süddeutsche Zeitung 2019b).

Traumatisierte Gesellschaft

Zwei Menschen werden, wie in dem geschilderten Fall, amtlich überwacht, versorgt, verurteilt, therapiert, aber keiner versteht sie wirklich und öffnet ihnen den Weg, sich selbst zu verstehen, damit sie damit aufhören können, Traumata um sich herum zu verbreiten. In einer insgesamt traumatisierten Gesellschaft ist die Tatsache des Psychotraumas das am meisten verdrängte Phänomen. Psychotraumata werden schlicht ignoriert oder als äußerst seltene Ereignisse dargestellt. Daher werden Psychotraumata und ihre körperlichen, psychischen und sozialen Folgen auch mithilfe gesellschaftlicher Institutionen am Leben erhalten und immer wieder neu hervorgebracht. In einem falschen »Wir« fingieren Opfer und Täter die Illusion von Gemeinsamkeit, um die beängstigenden Gefühle von Schuld und Scham bei sich selbst nicht spüren zu müssen.

So wird bei sexuellen Traumatisierungen lange zugesehen und nichts unternommen, und wenn doch, dann wird oft etwas getan, was das Phänomen der Traumatisierung bei den Opfern wie bei den Tätern nicht klar benennt. Stattdessen finden in traumatisierten Gesellschaften bevorzugt diejenigen Aufmerksamkeit und Gehör, die von Übertreibung, inflationärer Verwendung des Traumabegriffs oder »false memory« (falsche Erinnerungen) und den Unzulänglichkeiten unseres Gedächtnisses sprechen und dringend davor warnen, den Erinnerungen von Trauma-Opfern zu glauben. Auch wir Psychotherapeuten geraten leicht unter Verdacht, den Menschen, mit denen wir arbeiten, sexuelle Gewalt einzureden, obwohl doch angeblich gar nichts vorgefallen sei und nun die armen Familien, aus denen die Patienten stammen, mit diesen ungeheuerlichen Anschuldigungen zu leiden hätten (Loftus und Ketcham 1994; Shaw 2016).

Selbstverständlich kann jemand auch zu Unrecht als Sexualtäter verdächtigt und angeklagt werden. Dies geschieht vermutlich vor allem dann, wenn ein Opfer von sexueller Gewalt die eigene Traumatisierung verdrängt, den wahren Täter damit schützt und diesen z. B. mit einem Partner verwechselt. Auf diese Weise werden abgespaltene sexuelle Traumaerfahrungen auch in die eigenen Kinder hineinprojiziert. Bei Menschen, die sexuelle Traumatisierung nur vom Hören-Sagen kennen oder sich nur über Literatur und ohne ausreichende Selbstexploration darüber informieren, besteht einerseits die Gefahr der Überreaktion, andererseits das Risiko völliger Traumablindheit. Sie sehen zeitweise überall ein sexuelles Trauma und sehen dann phasenweise auch wieder gar nichts.

Alle Männer sind …

Ich hatte dies bei einem Mann erlebt, dessen Frau ihn des sexuellen »Missbrauchs« an der gemeinsamen Tochter verdächtigte, als die Tochter in das Alter kam, in dem sie selbst vermutlich zum Opfer sexueller Übergriffe wurde. In diesem Fall glaubten die Mitarbeiterinnen des Jugendamtes vor allem seiner Frau und setzten ihn erheblich unter Druck. Sie fällten Sorgerechtsentscheidungen zu seinen Ungunsten. Er stand als Täter am Pranger und musste mühevoll um seine Reputation kämpfen.

Es ist für die Mitarbeiter bei der Polizei, von Gerichten, von Sozialämtern grundsätzlich ratsam, davon auszugehen, dass die Menschen, mit denen sie es zu tun haben, in einer Psychotrauma-Biografie feststecken und sich aus eigener Kraft daraus nicht befreien können. Ihre »Klienten« werden daher mit ihren Trauma-Überlebensstrategien solange weitermachen, wie es nur irgendwie geht. Sie werden diese sogar noch intensivieren, selbst wenn sie dafür bestraft werden.

Es macht kein gutes Gefühl, von den Trauma-Überlebensstrategien anderer Menschen an der Nase herumgeführt zu werden. Aus meiner Sicht kann es deshalb hilfreich sein, bei sich selbst hinzuspüren, ob ein anderer Mensch ein Gefühl der Hilflosigkeit und Ohnmacht in mir erzeugt oder mich erheblich verwirrt. Solche Resonanzen sind für mich ein guter Indikator dafür, dass dieser Mensch Psychotraumata in sich abgespalten hat.

Blinder Fleck

Ich kann Psychotraumata bei anderen Menschen nur dann richtig erkennen, wenn ich mich mit meinen eigenen Psychotraumata auseinandersetze. Ich kann das eindeutig von mir selbst sagen. Ich hatte lange Zeit nicht die geringste Ahnung von Psychotrauma. Ich konnte Traumatisierungen auch dann nicht erkennen, wenn sie sich unmittelbar vor meiner Nase abspielten. Ich durchblickte meine eigenen Trauma-Überlebensstrategien nicht. Daher dachte ich auch bei anderen, es sei normal, was sie tun, auch wenn es sich dabei um extreme Überlebensstrategien handelte.

Wem also eine eigene sexuelle Traumatisierung noch nicht zugänglich ist, der wird sie auch bei anderen nicht sehen können. Er wird selbst in Berufen, die dafür vorgesehen sind, Menschen Klarheit über sich selbst zu verschaffen, blind für die Realität sexueller Traumatisierungen sein. Er wird selbst als Psychotherapeut abwiegeln und beschwichtigen: »Das kann ich mir bei dem, was Sie mir sonst von ihren Eltern erzählen, beim besten Willen nicht vorstellen!« Er wird unweigerlich in den Strudel der Verwirrung der Opfer und Täter hineingezogen, denn Verwirrung, also die Realität nicht erkennen zu wollen, ist die Überlebensstrategie Nummer eins bei den Tätern wie bei den Opfern. Solange nicht klar ist, was geschehen ist und womöglich noch immer geschieht, wer was macht, wer beschädigt wird und wer den Schaden erdulden muss, ist es psychisch nicht wahr und es kann immer auch andersherum sein. Die Opfer- und Täterhaltungen erzeugen solche Verwirrungen gezielt.

Gänzlich verrückt wird es in einer Gesellschaft, wenn sogar die Institutionen, deren Aufgabe es ist, sexuelle Traumata zu verhindern, selbst von Tätern durchsetzt sind. So geschehen etwa in Schweden, wo ein Inspektor für die Überwachung des gesetzeskonformen Verhaltens von Polizisten selbst dabei erwischt wurde, als er zu einer Prostituierten ging, was laut schwedischer Gesetzgebung unter Strafe steht (Häggström 2016, S. 245ff.). Es ist zu vermuten, dass dies kein Einzelfall ist.

Der Fall Michael Jackson

Geradezu unfassbar ist es, was nun im Fall des amerikanischen Superstars Michael Jackson ans Licht gekommen ist. In der Dokumentation »Leaving Neverland« berichten zwei Männer offen darüber, wie ihr heiß verehrtes Idol sie nach allen und geradezu klassischen Regeln der zuvor bereits beschriebenen Täterstrategien Zug um Zug zu seinen Sexgespielen machte. Dass sie keine Einzelfälle waren, sondern der Superstar, dessen Kindheit bekanntlich auch traumatisierend für ihn war, sich mit Leichtigkeit immer neue »Geliebte« an Land zog, ist zu vermuten. Was sagt das über eine Gesellschaft aus, die geblendet vom Glanz, Ruhm und Geldreichtum ihrer Stars es nicht wagt, die Wahrheit auszusprechen, weil sofort deren Anwälte zur Stelle sind, um jeden mundtot zu machen, der das Millionengeschäft gefährdet? Weil andere Showgrößen sich für Michael Jackson verbürgen, obwohl sie unmöglich wissen können, war wirklich geschah? The show must go on – selbst wenn zig Kinder und Familien damit ins Elend gestoßen werden.

Sexuelles Trauma in der Kunst

In Gedichten, Romanen, Liedern, Bilder etc. bringen Menschen ihr Unbewusstes zum Ausdruck, oft ohne das selbst zu bemerken. Auch bei den Lesern, Hörern und Betrachtern ihrer Werke sind sowohl ihre traumatisierten wie ihre Überlebensanteile bei der Rezeption mit dabei. Die traumatisierten Anteile ahnen, um was es geht. Die Überlebensanteile ignorieren es und lenken davon ab und überhöhen es z. B. als Ausdruck von »Kunst«.

Das Gedicht »Der Erlkönig« z. B. ist in meinen Augen die Beschreibung einer sexuellen Traumatisierung eines Kindes durch den eigenen Vater. Hier der Text:[11]

Wer reitet so spät durch Nacht und Wind?
Es ist der Vater mit seinem Kind;
Er hat den Knaben wohl in dem Arm,
Er fasst ihn sicher, er hält ihn warm.

Mein Sohn, was birgst du so bang dein Gesicht? –
Siehst, Vater, du den Erlkönig nicht?
Den Erlenkönig mit Kron' und Schweif? –
Mein Sohn, es ist ein Nebelstreif. –

»Du liebes Kind, komm, geh mit mir!
Gar schöne Spiele spiel' ich mit dir;
Manch' bunte Blumen sind an dem Strand,
Meine Mutter hat manch gülden Gewand.« –

Mein Vater, mein Vater, und hörest du nicht,
Was Erlenkönig mir leise verspricht? –
Sei ruhig, bleibe ruhig, mein Kind;
In dürren Blättern säuselt der Wind. –

»Willst, feiner Knabe, du mit mir gehn?
Meine Töchter sollen dich warten schön;
Meine Töchter führen den nächtlichen Reihn
Und wiegen und tanzen und singen dich ein.« –

Mein Vater, mein Vater, und siehst du nicht dort
Erlkönigs Töchter am düstern Ort? –
Mein Sohn, mein Sohn, ich seh' es genau:
Es scheinen die alten Weiden so grau. –

»Ich liebe dich, mich reizt deine schöne Gestalt;
Und bist du nicht willig, so brauch' ich Gewalt.« –
Mein Vater, mein Vater, jetzt fasst er mich an!
Erlkönig hat mir ein Leids getan! –

Dem Vater grauset's; er reitet geschwind,
Er hält in Armen das ächzende Kind,
Erreicht den Hof mit Mühe und Not;
In seinen Armen das Kind war tot.

Das Kind ist in Bezug auf den Vater gespalten. Das Kind sieht einen Anteil von ihm als jemanden, der ihm Sicherheit und Geborgenheit bietet. Der andere Anteil ist der Verführer, den das Kind nicht als Vater identifiziert, sondern als bedrohliches Monster. Ich habe diese Spaltungsdynamik in zahlreichen Therapien so miterlebt. Wenn sich das Kind an den Beschützer-Vater wendet, beschwichtigt dieser und lenkt ab. Das Kind ist am Ende völlig verwirrt und psychisch zerstört.

Ich frage mich: Was macht es mit Schulkindern, die dieses Gedicht auswendig lernen (müssen), ohne dass sie über dessen traumatischen Inhalt aufgeklärt werden? Wenn sie mitbekommen, dass selbst offensichtliche Beschreibungen sexueller Gewalt (»Und bist du nicht willig, so brauch' ich Gewalt.«) von ihren Lehrern nicht als solche benannt und in das Reich kindlicher Fantasien verwiesen werden? An wen können sie sich dann wenden, wenn sie selbst in Not sind?

Sexuelle Traumatisierung von Kindern in Familien

Obwohl man Kinder gern vor dem »bösen Mann« warnt, der um die Ecke oder im Park auf sie lauert, ist der Haupttatort für sexuelle Traumatisierungen die Familie und ihr näheres Umfeld. Sexuelle Traumatisierung findet dort in unterschiedlichen Formen und Schweregraden statt:

- Es herrscht eine sexualisierte Atmosphäre; anzügliche Bemerkungen werden am laufenden Band gemacht.
- Kinder werden unnötig entkleidet.
- Kinder werden in intimen Situationen beobachtet, die Toiletten- und Badezimmertüre darf nicht verschlossen werden.
- Der Täter heftet sich mit seinen Augen auf jeden Flecken bloßer Haut des Kindes. (Eine Frau zeigte mir ein von ihr gemaltes Bild, bei dem die Augen ihres voyeuristischen Vaters wie Saugnäpfe an ihrem Körper hingen.)
- Der Täter zeigt sich nackt vor dem Kind (Exhibitionismus).
- Das Kind wird ebenfalls dazu angehalten, nackt in der Wohnung oder im Garten herumzulaufen.
- Das Kind wird gegen seinen Willen gestreichelt und geküsst.

- Es wird dazu aufgefordert, auch den Täter zu küssen und zu streicheln.
- Der Täter schaut zusammen mit dem Kind pornografische Bilder oder Filme an.
- Der Täter masturbiert vor dem Kind und fordert es auf, ihn manuell zu befriedigen oder sich von ihm sexuell erregen und zu einem Orgasmus bringen zu lassen.
- Der Täter fordert das Kind auf, an seinem Penis zu saugen oder an der Vagina zu lecken.
- Es kommt zu einer Penetration von Mund, After, Scheide des Kindes mit Fingern oder Penis, und das bereits bei Säuglingen.
- Ein Junge wird sexuell stimuliert oder zum Beischlaf mit seiner Mutter oder Schwester gezwungen.

Unmittelbare Reaktionen in der Traumasituation

Die bei der sexuellen Traumatisierung entstehenden Gefühle (Schmerz, Angst, Ekel, Wut, Scham) sind für das Opfer unerträglich und müssen von ihm daher abgespalten werden. Dies hat eine Gefühlsbetäubung in bestimmten Körperregionen oder im gesamten Körper zur Folge. Während der Übergriffe erstarrt der Körper oder er erschlafft und kollabiert. Es finden Versuche statt, den Körper mental zu verlassen, sich in der Vorstellung z. B. hinter einen Vorhang, in eine Zimmerpflanze im Raum oder in ein Bild an der Wand zu flüchten. Das gesamte Geschehen wird vom Kind zunehmend als irreal oder wie ein böser Traum erlebt. Ausführliche Beschreibungen und Fallbeispiele dazu finden sich u. a. in meinen Büchern »Trauma, Angst und Liebe« (2010, S. 140 ff.) oder »Mein Körper, mein Trauma, mein Ich« (2017, S. 307 ff.).

Trauma-Überlebensstrategien der Kinder

Da die Kinder innerhalb der Familie oder Verwandtschaft weiterhin in Kontakt mit dem Täter sind, müssen sie umso dringlicher Trauma-Überlebensstrategien entwickeln, um das auszuhalten. Traumafolgesymptome, wie krank werden, nachts einnässen, auffälliges Verhalten in der Schule oder die Schule schwänzen, habe ich zuvor schon beschrieben. Taucht man in Therapien tiefer in die Schichten der kindlichen

Psyche ein, zeigt sich darin eine Reihe innerer Anteile, die auf verschiedene Altersstufen fixiert sind und eine isolierte Existenz führen. Es gibt Anteile,

- die in Trauma-Gefühlszuständen (Angst, Scham, Ekel, Schmerz) erstarrt sind,
- die alles leugnen, was geschehen ist,
- die sich an nichts erinnern wollen,
- die wütend auf den Täter sind und ihn am liebsten umbringen würden,
- die auf die eigene Ohnmacht wütend sind und sich selbst verachten,
- die keinem Menschen mehr vertrauen,
- die sich völlig wertlos fühlen,
- die sich selbst die Schuld für alles geben,
- die mit ihren Liebesillusionen am Täter hängen (»Mein Papa ist die einzige Person, die mich liebt und sich um mich kümmert.«),
- die sich völlig mit den Bedürfnissen und Sichtweisen des Täters identifizieren,
- die sich anstelle des Täters schämen,
- die sich vom Täter sexuell erregt fühlen,
- die den Täter sexuell befriedigen wollen und das richtig finden.

Da das sexuelle Trauma, sofern es innerfamiliär stattfindet, die dritte Stufe in der Psychotrauma-Biografie eines Menschen darstellt, sind die gesunden Ich- und Willensfunktionen bereits schwer beschädigt. Sie wurden innerhalb der verstrickten familiären Beziehungen vollkommen in den Hintergrund gedrängt. Das Kind befindet sich psychisch im Zustand des Traumas der Liebe und kann nur schwer zwischen sich selbst und seiner Mutter und seinem Vater oder seinen Geschwistern unterscheiden. Es hat die Sichtweisen seiner Eltern weitgehend übernommen: »Eigentlich bist du überflüssig, aber wenn du nun schon da bist, dann mach' dich gefälligst für uns nützlich!« So spürt das Kind möglicherweise, dass seine Mutter sich den sexuellen Interessen des Vaters entzieht und froh darüber ist, wenn sie ihre Ruhe vor ihm hat und der Vater sich nachts an das Bett des Kindes schleicht, um sich dort sexuell zu befriedigen. Kinder werden von Frauen auch bewusst zwischen sich und den Partner ins Ehebett gelegt, damit der Ehemann sich am Kind abreagiert und nicht an ihnen.

Das Ich und der Wille des Kindes werden durch das sexuelle Trauma weiter negiert und haben keine Chance, sich innerhalb seiner Familie gesund zu entwickeln. Die Spaltungen in der Psyche und im gesamten Organismus des Kindes werden immer zahlreicher und tiefer. So nimmt es nicht wunder, wenn es in einem sexuell traumatisierten Kind selbstzerstörerische Anteile gibt, die auch an Suizid denken, diesen planen und bei Gelegenheit ausführen. Das kann dann auch etwas sein, das nach außen wie ein Unfall erscheint. Solche Kinder sehen sonst keinen Ausweg aus ihrer hoffnungslosen Lage. Sie kommen nicht von ihren Eltern weg und sie kommen emotional auch nicht an sie heran. Auch von außen kommt selten Hilfe. Oft werden die eigenen Tätereltern sogar von anderen Menschen um sie herum bewundert – nur das missratene Kind mache seinen armen Eltern leider immer wieder große Probleme.

Trauma des gesamten Bindungssystems

Eine sexuelle Traumatisierung ist aus meiner Sicht ein klassischer Fall für das, was ich als ein Bindungssystem-Trauma bezeichne. Mutter und Vater, die eigentlich der sichere Hafen für ein Kind sein sollten, damit es sich körperlich und psychisch gesund entwickeln kann, ziehen es in ihre Psychotrauma-Biografie hinein und machen es zu ihrem Opfer. Das Kind verstrickt sich heillos in die bereits bestehenden Täter-Opfer-Dynamiken zwischen seinen Eltern, zwischen seinen möglicherweise vorhandenen Geschwistern oder zwischen seinen Eltern und deren Eltern.

- So wird von Beginn seines Lebens an seine Bereitschaft, bedingungslos zu lieben und zu vertrauen, verraten.
- Ablehnung, Verwahrlosung und Aggression werden ihm als Liebe dargestellt.
- Es verwischen die Generationsgrenzen, weil sich das Kind um die kindlichen Bedürfnisse seiner Eltern kümmern muss.

- Es findet eine Umkehr der Verantwortung statt, weil das Kind für das verantwortlich gemacht wird, was ihm die – zumindest von ihrem kalendarischen Alter her – Erwachsenen antun.
- Das Kind kann sich in einer solchen Familie nicht richtig verhalten. Was immer es macht, es ist verkehrt.

Daher nimmt es nicht wunder, wenn das Kind sein ursprüngliches Vertrauen in seine Eltern, Geschwister, nahen Verwandten, Pädagogen und Psychologen immer mehr verliert und mit niemandem mehr darüber spricht, was es erlebt. Es versinkt immer stärker im Chaos seiner fragmentierten inneren Anteile. Seine sexuelle Traumatisierung führt zu einer umfassenden Verwirrung all seiner psychischen Strukturen (Ich, Wollen, Gefühle, Denken, Handeln). Seine weitere Karriere als neuer Fall von Trauma-Täter ist somit vorgezeichnet.

Bindungssystem-Traumata setzen sich deshalb unweigerlich über Generationen fort. In einem traumatisierten Bindungssystem kann niemand eine gesunde Psyche und eine gesunde Identität entwickeln und seine Traumatisierungen aufarbeiten. Niemand spürt und weiß, wer er ist. Die Mutter verwechselt sich mit ihrer Mutter wie mit ihrem Kind. Der Vater sieht im eigenen Sohn seinen Vater und der Sohn kann Vater und Großvater nicht deutlich unterscheiden. Man kann in solchen Bindungssystemen nur Opfer oder Täter sein bzw. ist beides im Wechsel und ist in seinen Opfer- wie Täterhaltungen gefangen. Daher können Kinder auch die Gefühle einer sexuellen Traumatisierung ihrer Eltern in sich spüren. Die psychischen Strukturen von Eltern und Kindern verschwimmen in solchen Familien zu einem Einheitsbrei. Mütter und Väter können sich nicht von ihren Kindern als abgegrenzt erleben.

Fass mich nicht an!

Eine Mutter sagte mir: »Jetzt verstehe ich, warum mein Sohn nachts unruhig ist und sagt: ›Fass mich nicht an!‹ Das war meine Situation als Kind, als mein Großvater nachts an mein Bett kam und mich überall anlangte.«

Teufelskreis der sexuellen Traumatisierung

Werden sexuell traumatisierte Frauen selbst zur Mutter, ist die Wahrscheinlichkeit sehr hoch, dass sie ihre Kinder ebenfalls traumatisieren. Bereits die Zeugung kann das Ergebnis einer kurzen Affäre oder auch in einer bestehenden Partnerschaft ungewollt gewesen sein. Schwangerschaft und Geburt können dann zu einer Leidensgeschichte für die Mutter und das werdende Kind ausufern, weil die Abspaltung der eigenen Körperempfindungen und Gefühle durch eine Schwangerschaft und den damit verbundenen körperlichen Ausnahmezuständen nicht mehr so funktioniert wie zuvor. Während der Schwangerschaft sind sexuell traumatisierte Frauen oft in heftige Beziehungskonflikte mit ihren ebenfalls traumatisierten Partner verwickelt. Sie bekommen das Kind in ihrem Bauch kaum mit. Dieses hat so gut wie keine Chance auf einen gesunden Kontakt mit seiner Mutter.

Auch der Geburtsprozess kann dann aufgrund des Hormonsturms zu einem Einreißen der eingeübten Abspaltungsvorgänge führen. Deshalb können Ärzte wie übergriffige Täter erlebt werden, Hebammen und Krankenschwestern wie die Mutter früher, die zusah und nicht beschützte (Simkin und Klaus 2015). Neben quälend langen Geburten, in denen keine Kooperation zwischen Mutter und Kind zustande kommt, kann auch eine Sturzgeburt eine Folge davon sein, dass sich die Mutter des Kindes, das ihre Traumagefühle triggert, so schnell wie möglich entledigt.

Auch nach der Geburt können sexuell traumatisierte Mütter ihre Kinder oft körperlich nicht an sich heranlassen, weil das bei ihnen Traumagefühle auslöst. Es geht auch emotional nicht, weil die Gefühlsabstumpfung das rettende Mittel war, um die eigenen Traumatisierungen zu überleben und sich vermeintlich sicher zu fühlen. Brustwarzen-Entzündungen können daher ein Traumafolgesymptom sein, um das Kind nicht stillen zu müssen und den unmittelbaren Haut-zu-Haut-Kontakt mit ihm zu vermeiden. Das Trauma der Liebe nimmt für das Kind so unerbittlich seinen Lauf. Vor allem wenn das Kind ohnehin nicht gewollt war, soll es dann, wenn es nun schon da ist, zumindest still sein und nur für das da sein, was die Mutter von ihm will.

Da sie durch eine Tochter unbewusst immer wieder an die eigene

Hilflosigkeit und Verletzbarkeit erinnert werden und deren Verhaltensweisen als Trigger wirken, kann es auch sein, dass in der Mutter immer wieder Ablehnung und Wut gegenüber ihrer Tochter und damit gegenüber der eigenen verletzten Weiblichkeit entstehen. Anderseits können Traumatrigger zu Panikreaktionen und dazu führen, der Tochter alles Mögliche zu verbieten. Immer wenn das Kind das sexuelle Trauma bei seiner Mutter auslöst, ist die Hölle los. Die Mutter fährt all ihre Überlebensstrategien hoch, rastet aus, wird aggressiv, und das Kind hat dann nicht mehr die geringste Chance, sich davor zu schützen. So lernen diese Kinder, auf die feinsten Regungen ihrer Mutter zu achten, die auf einen möglichen weiteren Gewaltausbruch hinweisen. Sie werden mit ihren Riesenantennen übersensibel für alles, was von ihrer Mutter ausgeht. Sie haben keine Möglichkeit, sich in der Nähe ihrer Mutter selbst zu spüren.

Daher sind vor allem die Töchter solcher sexuell traumatisierten Mütter in großer Gefahr, selbst auch wieder sexuell traumatisiert zu werden. Sie können leicht von einem Trauma-Täter umgarnt werden, der ihre Illusion nährt, er sähe sie, liebte sie und wäre für sie da.

Die Söhne stellen von Anfang an eine Fläche für Täterprojektionen ihrer sexuell traumatisierten Mütter dar, wie folgendes Beispiel verdeutlicht.

Widerlicher Geruch

»Der Geruch meines Sohnes hat mich an den meines Vaters und Großvaters erinnert. Ich konnte das kaum aushalten.« So die Aussage einer Frau, der allmählich das ganze Ausmaß ihrer sexuellen Traumatisierungen in ihrer Kindheit bewusst geworden war. Mittlerweile hatte bereits ihr älterer Sohn den jüngeren sexuell traumatisiert.

Schon im Mutterleib können Söhne als bedrohlich und gefährlich wahrgenommen werden. Das männliche Geschlechtsteil kann sich immer mehr als Trigger für Flashbacks entpuppen, je älter der Sohn wird. Söhne werden dadurch emotional verwirrt, geraten zeitweise in psychotische Zustände, weil sie in Resonanz mit den Traumaerfahrungen ihrer

Mütter geraten und nicht mehr unterscheiden können, was ihre Gefühle sind und die ihrer Mutter.

Ich – Mann – falsch

Ich konnte in therapeutischen Prozessen beobachten, wie schon der ungeborene Sohn damit kämpfte, sein männliches Geschlecht auszublenden, weil er die mütterliche Ablehnung dagegen spürte. Mann zu sein, ist für die Mutter grundsätzlich bedrohlich und damit falsch. Also darf das Kind kein Mann sein und werden.

Auch nach der Geburt signalisieren diese sexuell traumatisierten Mütter ihren Söhnen, dass sie nur gewollt sind, wenn sie ihre Mama nicht mit ihrer Sexualität bedrohen und ihr in ihrem Alltag hilfreich gegen böse Männer, also z. B. dem Vater, zur Seite stehen. Sie werden zu braven und angepassten Muttersöhnen, die ihrer Mama jeden Wunsch von den Augen ablesen.

Auf diesen Wegen werden solche Söhne oft zu professionellen Frauenverstehern oder auch nicht selten zur nächsten Generation der Sexualtrauma-Täter. Manche landen auch bei Prostituierten und speziell bei Dominas, bei denen sie ihre Erfahrung, dass Liebe das Gleiche ist wie das Erleben von Schmerz und Demütigung, wieder und wieder inszenieren. »Lust = Schmerz = Ich bin falsch«, das kennen sie von Anfang an aus der Beziehung mit ihrer Mutter.

IDENTITÄTSORIENTIERTE PSYCHOTRAUMATHERAPIE (IOPT)

Warum Psychotherapie?

Alles, was Menschen tun oder lassen, ist mit dem Zustand ihrer Psyche verknüpft. Unsere Psyche ist daher das Wichtigste, was wir Menschen zur Verfügung haben, um ein gutes Leben zu führen. Wie wir leben und wie wir mit unseren Mitmenschen zusammenleben, hängt in erster Linie davon ab, wie gut unsere Psyche die Realitäten adäquat erfassen kann. Daher braucht unsere Psyche aufmerksame Zuwendung, liebevolle Pflege und ein regelmäßiges Update.

Wenn wir uns dazu aufmachen, uns mit unserer Psyche zu befassen, müssen wir uns fragen: Wie tief wollen wir eintauchen? Reicht es uns, nur an der Oberfläche zu schwimmen und uns mit dem zu beschäftigen, was wir dort an Konflikten oder Symptomen sehen? Oder wollen wir tiefer eintauchen? Wollen wir vielleicht sogar bis ganz auf den Grund unserer Psyche hinuntersteigen? Haben wir den Mut dazu? Reicht uns der Sauerstoff, um ganz nach unten zu kommen, oder müssen wir schon auf halbem Weg wieder umkehren, weil uns die Luft ausgeht? Müssen wir zwischenzeitlich erst noch einmal auftauchen, um mehr Kräfte zu sammeln, um noch weiter nach unten gelangen zu können? Jedenfalls ist meine Erfahrung: Je tiefer wir in unsere Psyche eintauchen, desto erfahrener muss unser Begleiter sein. Wenn wir uns das ansehen wollen, was auf dem Grund unserer Psyche liegt, muss er uns den Weg weisen, uns Mut machen und die Sicherheit geben, dass wir wieder heil an die Oberfläche zurückkommen:

Frühe Verletzungen sind oft schon während der Zeit, als wir noch im Bauch unserer Mutter waren, entstanden; deshalb hatten wir Schwierigkeiten, diesen Bauch im Geburtsprozess heil zu verlassen; unerträgliche Einsamkeit quälte uns, als wir noch ganz klein und hilflos waren; physische und psychische Wunden wurden uns von den Menschen zugefügt, die wir als Kind am meisten lieben: von unserer Mutter und unserem Vater.

Unsere therapeutischen Begleiter dürfen sich nicht durch Tabus vom Aufzeigen der Wahrheit abschrecken lassen. Medizinische oder psychologische Experten können zwar versuchen, unsere Symptome für gewisse Zeit zum Verschwinden zu bringen. Wenn es jedoch um deren traumatische Ursachen geht, müssen wir selbst die Verantwortung dafür übernehmen und das auch ganz klar wollen. Weil wir uns selbst wichtig sind. Weil wir mehr wollen, als nur überleben. Weil wir ein gutes Leben führen wollen.

Wenn wir unsere Psyche ignorieren, ignorieren wir uns selbst. Leider geschieht das nach wie vor weltweit in großem Stil. Kaum jemand hat eine Ahnung von seiner Psyche, und nur wenige bemühen sich darum, sie in ihrer Tiefe zu verstehen. Nach wie vor herrscht in den meisten Gesellschaften die Ansicht vor, das Verhaltens- und Erlebensstörungen Stoffwechselprobleme des Gehirns darstellten. Und wenn überhaupt, sei Psychotherapie nur etwas für schwer gestörte Menschen. Jugendliche nennen sich gegenseitig gern verächtlich einen »Psycho«. Statt Unterstützung bei emotionalen Problemen anzubieten, werden im Allgemeinen eher chemische und moralische Hilfskrücken zur Verfügung gestellt. Daher erscheint es vielen wie eine Blamage, wenn sie letztendlich doch therapeutische Hilfe in Anspruch nehmen oder sie sich eingestehen müssen, traumatisiert zu sein. Viele Menschen gehen daher eher heimlich zu einem Psychotherapeuten und legen das vor ihrer Umwelt nur selten offen dar.

De facto ist es nach meiner Erfahrung jedoch umgekehrt. Es ist ein deutliches Zeichen psychischer Gesundheit, wenn sich jemand mit der eigenen Psyche beschäftigt und dazu fachliche Hilfe in Anspruch nimmt. Er kümmert sich ernsthaft um sich selbst und übernimmt Verantwortung für sein eigenes Leben. Er startet damit einen guten Prozess, um nicht permanent seiner Umwelt und seinen Mitmenschen seine vielfältigen Psychotrauma-Überlebensstrategien zuzumuten. Man stelle sich vor, wie anders die Gesellschaften aussehen würden, wenn all jene, die heute in ihren Familien, in administrativen, wirtschaftlichen oder politischen Führungspositionen viel Unheil für den Rest der Menschheit anrichten, anfingen, erst einmal das Chaos in ihrer eigenen Psyche aufzuräumen, statt ihre unbewältigten Traumagefühle unbewusst nach außen und auf andere zu richten!

Ich finde es sehr verantwortungsbewusst, wenn Mütter und Väter aufwachen und sich selbst therapeutische Hilfe organisieren, sobald sie bemerken, dass sie ihren Kindern die Lasten ihrer eigenen Psychotraumata längst aufgeladen haben. Das mag eine schmerzhafte Erkenntnis sein, aber es ist besser, den Weg der Veränderung spät zu beginnen als gar nicht. Besonders klug wäre es natürlich, wenn Männer wie Frauen ihre Psyche in Ordnung bringen, bevor sie Eltern werden. Immerhin tun das bereits einige (Vasile 2017).

Welchen Sinn haben Traumata?

Angesichts schwerer Schicksalsschläge stellen sich viele Menschen die Frage nach deren Sinn. Ich erhielt vor kurzem folgende Anfrage per E-Mail: »Die Frage nach dem Sinn und Zweck von Traumata stellt sich mir auch deshalb, weil es kein Individuum geben kann, das kein Trauma erlitten hat. Folglich MUSS ein Trauma einen Sinn und Zweck haben, meiner Ansicht nach.«

Wenn wir statt vom »Schicksal« oder von »guten« und »bösen« Menschen zu sprechen die Erklärungskategorie »Psychotrauma« verwenden, kann das ein persönlicher wie kollektiver Weckruf sein. Wir können uns dann die Frage stellen, wie sich solche Psychotraumata in Zukunft verhindern lassen. Dazu muss zuerst geklärt werden, welche Ursachen die jeweiligen Psychotraumata haben. Frühkindliche Psychotraumata können in ihrer Häufigkeit vermindert werden, wenn Eltern bereit und in der Lage sind, ihre Kinder aus ihren gesunden psychischen Anteilen heraus zu wollen, zu lieben und zu schützen. Das reduziert z. B. auch die Häufigkeit des Vorkommens sexueller Traumatisierungen, weil dann weniger Menschen heranwachsen, deren Sexualität sich nicht gut entwickeln kann und die dann zu Sexualtrauma-Tätern an anderen Menschen werden oder sich als Sexualtrauma-Opfer ein

Leben lang ausbeuten lassen. Nicht traumatisierte Kinder sind viel eher in der Lage, kooperative Formen von Beziehungen zu gestalten und auf gewaltsame Lösungen zu verzichten. Der Weltfrieden entsteht im Endeffekt in den Kinderzimmern. Auf der Basis einer gesunden Psyche nehmen wir Menschen selbstverantwortlich Einfluss auf unseren Lebensweg und auf unser körperliches wie psychisches Wohlbefinden.

Werden Psychotraumata hingegen verleugnet und ins Unbewusste verdrängt, machen unsere Trauma-Überlebensstrategien fortlaufend sinnlose Dinge, weil sie noch immer etwas verhindern wollen, das schon längst geschehen ist. Statt deren Ursachen zu erkennen und die psychischen Wunden heilen zu lassen, bekämpfen wir die Folgeerscheinungen unserer Traumata. Dadurch wird das Chaos in unserer Psyche immer noch größer und wir richten auch in unserer Mitwelt immer mehr Chaos an. Durch unsere Trauma-Überlebensstrategien zerstören wir unsere Lebendigkeit und die anderer Menschen stets weiter. Wenn wir hingegen die Botschaften unserer durch Traumata verursachten Symptome verstehen, können wir zu einer gesunden Art von Lebendigkeit zurückfinden, als Einzelne wie als Menschengemeinschaft.

Da frühe Psychotraumata dem eigenen Bewusstsein nicht zugänglich sind, ist eine psychotherapeutische Begleitung zu deren Erkennen und Aufarbeiten unerlässlich. Das kann nur ansatzweise im Selbstversuch gelingen.

IoPT als Psychotherapieform

Vorbemerkungen

Ich habe in den letzten 25 Jahren Zug um Zug eine Psychotherapieform entwickelt, die in der Lage ist, Traumatisierungen der menschlichen Psyche ins Bewusstsein zu bringen und Schritte zur Reintegration der gespaltenen Identität zu unterstützen. Ich bezeichne diese Form der Psychotherapie als Identitätsorientierte Psychotraumatherapie (IoPT). Zu jeder eigenständigen Psychotherapieform gehören meiner Ansicht nach vier Hauptbestandteile:

- Theorie,
- Methode,
- Therapietechnik,
- die Person des therapeutischen Begleiters.

Das theoretische Hintergrundwissen für die IoPT habe ich bisher in neun Büchern dargestellt. Das vorliegende Buch ergänzt und aktualisiert das Wissen um die menschliche Sexualität und sexuelle Psychotraumata.

Ich bin bislang mit Tausenden von Fällen von sexueller Traumatisierung in meiner Münchner Praxis und in meinen Seminaren weltweit konfrontiert worden. Gestützt auf einen Fundus wachsender Einsichten habe ich eine Therapiemethode ausgearbeitet, die den vielfältigen körperlichen wie psychischen Symptomen auf den Grund zu gehen in der Lage ist und die Förderung einer gesunden Identität eines Menschen in den Mittelpunkt stellt. Sie unterstützt daher systematisch die Ich- und Willensentwicklung der Menschen, die sich meiner therapeutischen Begleitung anvertrauen. Für die Praxis und Qualität einer Psychotherapieform ist es entscheidend, in welchem Stadium seiner Identitätsentwicklung sich der Therapeut selbst befindet. Welche seiner Psychotraumata konnte er schon bearbeiten, welche noch nicht? Hierzu wiederum ein eigenes Beispiel.

Mein Zwillingsthema

Mir wurde das klar, als ich, spät, aber immerhin, mein eigenes Trauma eines verlorenen Zwillings integrieren konnte. Erst von da an kann ich vorgeburtliche Zwillingsdynamiken auch in den Selbstbegegnungen erkennen, die ich therapeutisch begleite, und ihre Auflösung zielgerichtet unterstützen.

Die Anliegenmethode

Die zur Identitätsorientierten Psychotraumatheorie (IoPT) passende Methode nenne ich »Anliegenmethode«. Ihr Zweck besteht darin, die durch Traumatisierungen entstandenen Spaltungen der menschlichen

Psyche überflüssig zu machen. Dazu müssen die in den Hintergrund gedrängten Hauptbestandteile einer gesunden Identität wieder in ihre Funktion kommen: das gesunde Ich und der eigene Wille, damit das eigene Fühlen, Denken und Handeln der Realität angemessen ist und sich die Identifikationen mit der Psyche anderer Menschen auflösen.

Die Anliegenmethode muss dafür Folgendes leisten:

- den Menschen einen Zugang zu ihrer Psyche verschaffen,
- ihre inneren und äußeren Realitäten so abbilden, wie sie sind,
- unbewusste Strukturen ans Licht bringen,
- traumabedingte Spaltungen sichtbar machen,
- ursachen- und nicht symptomorientiert sein,
- den Körper mit einbeziehen,
- den Ausdruck von Gefühlen unterstützen,
- die Überwindung der Spaltungen ermöglichen.

Es geht darum, dass wir unsere eigene Psyche besser begreifen: Wie ist sie strukturiert? Wie entwickelt sie sich? Wie reagiert sie auf Traumatisierungen? Sie darf kein undurchschaubares Mysterium sein, sondern etwas, was klaren Gesetzmäßigkeiten und Ursache-Wirkungs-Zusammenhängen folgt und daher auch beeinflussbar ist.

Durch die Therapiemethode muss die innere wie äußere Realität so zum Vorschein kommen, wie sie tatsächlich ist und nicht wie sie sich die betreffende Person oder auch der Therapeut möglicherweise wünschen. Illusionäre Ideen, Wunschvorstellungen, Affirmationen oder Glaubenssätze müssen als solche entzaubert und durchschaut werden können.

Durch die Methode soll der Unterschied zwischen gesunden psychischen Anteilen, traumatisierten Anteilen und Trauma-Überlebensstrategien deutlich werden:

- Unsere Psychotrauma-Überlebensstrategien meinen mitunter sogar, ihre Absichten und Ziele seien der Weg zu Heilung, während sie in Wirklichkeit der Weg in die weitere körperliche und psychische Selbstzerstörung sind.

- Psychotrauma-Überlebensstrategien reinszenieren die alten Traumata und erzeugen fortlaufend neue.
- Sie behaupten, das Aufdecken der traumatisierenden Vergangenheit wäre schuld daran, wenn es uns schlecht geht.
- Selbst in einem Therapieprozess beschwichtigen und beschönigen sie.
- Sie erzählen schlimme Lebensgeschichten ganz ohne Gefühle.
- Sie vermeiden es, mit allen ihnen zur Verfügung stehenden Mitteln zu fühlen.
- Sie gehen in Aktion, versuchen zu trösten, zu beschwichtigen und abzulenken, wenn sie mit der Realität traumatisierter Anteile in Kontakt kommen.
- Sie sind zutiefst täterloyal.

Für eine gute therapeutische Begleitung ist es daher unabdingbar, die vielfältigen Formen der Psychotrauma-Überlebensstrategien gut zu kennen. Dann wird klar, dass sich im Therapieprozess ein Überlebens-Ich zunächst in ein gesundes Ich verwandeln muss, damit in einem späteren Prozess die Grundlage dafür vorhanden ist, den Zugang zu den abgespaltenen traumatisierten Anteilen zu ermöglichen. Körper und Psyche müssen wieder als eine Einheit erlebt werden können. Die eigene Biografie soll am Ende nicht nur eine Ansammlung bruchstückhafter Episoden, sondern eine klare Lebenslinie sein.

Das Anliegen

Damit der Mensch, mit dem ich therapeutisch arbeite, im Mittelpunkt steht und die Verantwortung für seinen Heilungsprozess übernimmt, liegt es an ihm zu formulieren, was er in seinen Therapiestunden anschauen möchte. Was bewegt ihn? Womit möchte er sich befassen? Mit welchem seiner Themen, Fragen oder Problemen möchte er sich hier und heute aktiv auseinandersetzen? All das fasse ich im Begriff des »Anliegens« zusammen. Ich bitte also zu Beginn jedes Therapieprozesses ohne weiteres Vorgespräch die betreffende Person, ihr Anliegen zu formulieren. Das gewählte Anliegen kann ein ganzer Satz sein (z.B. »Wurde ich sexuell traumatisiert?«), wobei auch die Satzzeichen als eine Informationseinheit zählen. Es können auch nur einzelne Worte sein (z. B. »Ich Männer Angst«) oder eine Kombination von Worten und Zeichnungen. Ebenso ist eine Zusammenfassung einzelner Wortgruppen möglich, was sich z. B. bei der Arbeit mit Menschen, die eine andere Muttersprache als Deutsch haben, als sinnvoll erweisen kann (siehe Abbildung 9). Die Person, die das Anliegen hat, nenne ich den Anliegeneinbringer bzw. die Anliegeneinbringerin.

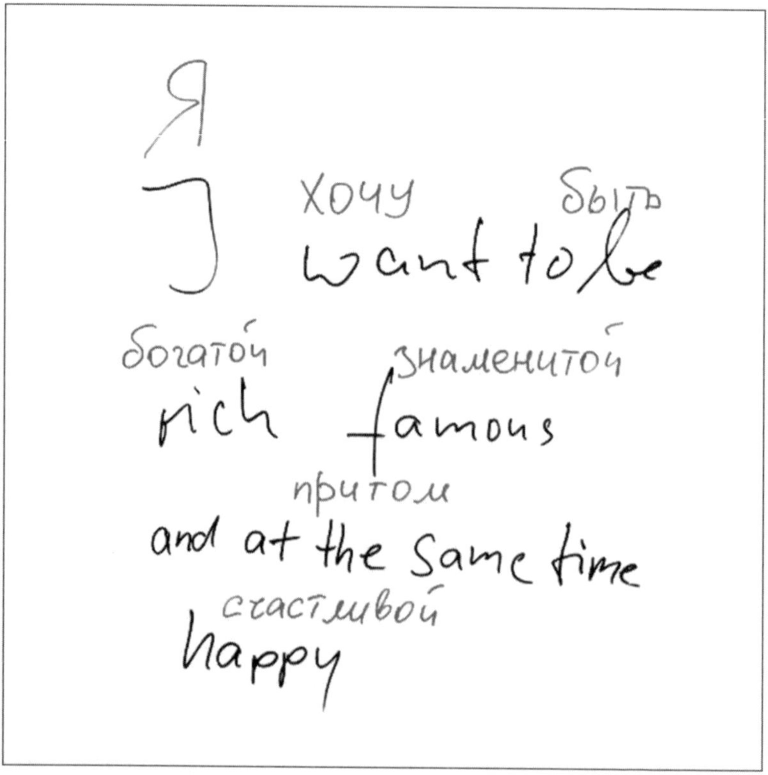

Abbildung 9: Beispiel für ein Anliegen mit teilweise zusammengefassten Anliegenanteilen. Die Muttersprache der Anliegeneinbringerin ist Russisch: I want to be rich, famous and at the same time happy. Zu Deutsch: Ich will reich, berühmt und zugleich glücklich sein.

I want to be …

In diesem Fall stellte sich heraus, dass ein Anteil auf eine sexuelle Traumatisierung hinweist (at the same time), was von der Anliegeneinbringerin allerdings noch nicht realisiert werden konnte, weil sie sich noch im Trauma der Liebe und damit in Liebesillusionen in Bezug auf ihre Eltern (rich = Vater, happy = Mutter) befand.

Es gehört zum Wesen der Anliegenmethode, dass ich den Personen keine inhaltlichen Vorgaben mache, womit sie sich in ihrer Therapiestunde beschäftigen sollen. Ich vertraue darauf, dass das von ihnen Ausgewählte das Passende zum richtigen Zeitpunkt ist. Ich brauche für dieses Vorgehen keine Vorgeschichten und Berichte, was schon alles passiert ist und womit sich die Menschen bereits beschäftigt haben. Alles, was ich für meine therapeutische Begleitung benötige, ist ein Anliegen, das der betreffende Mensch, und nur er selbst formuliert.

Das Anliegen soll nicht mehr als sechs Informationseinheiten enthalten, um nicht zu viel auf einmal aus dem Unbewussten ans Licht zu holen und damit zu einer Überforderung aller Beteiligten zu führen. Zudem zeigt die Erfahrung, dass je mehr Informationseinheiten das Anliegen hat, desto mehr Trauma-Überlebensstrategien enthält es. Daher betone ich den Anliegeneinbringern gegenüber auch, dass die Zahl sechs das Maximum darstellt und Anliegen mit weniger als sechs Informationseinheiten sehr zielführend sein können. Ich habe die Anzahl der Informationseinheiten während des Schreibens dieses Buches von sieben auf sechs reduziert. Daher konnte die Anliegeneinbringerin im obigen Beispiel noch sieben Resonanzgeber für ihr Anliegen wählen.

Reden, um den Schmerz nicht zu fühlen

Wir müssen in Traumasituationen Zuflucht in die Spaltung nehmen, weil wir unsere Gefühle nicht aushalten: die Todesängste, den körperlichen und psychischen Schmerz, die Scham, den Ekel und die ohnmächtige Wut, vor deren Zerstörungspotenzial wir uns fürchten.

Die jahrelange Praxis mit der Anliegenmethode hat gezeigt, dass die Integration der Spaltung am besten gelingt, wenn jemand bereit ist, seine abgespaltenen Schmerzen zu fühlen. Das löst ihn auch aus der Verstrickung mit seinen Tätern, löst deren Macht über ihn auf und holt ihn in die Gegenwart zurück. Dabei sind zwei Formen von Schmerzen zu unterscheiden:

- Schmerzen über das Nicht-Gewollt- und Nicht-Geliebtsein. Diese beziehen sich auf die Mutter oder den Vater und signalisieren den weiterhin bestehenden Wunsch, endlich von ihr/ihm gesehen und geliebt zu werden. Diese Schmerzen und die darüber vergossenen Tränen sind endlos, sie entspringen der Opfer-Haltung des kleinen Kindes, das sich weiterhin an die Täterin und den Täter klammert.
- Schmerzen über den verlorenen Kontakt zu sich selbst. Diese Schmerzen sind sehr tiefgehend, aber sie haben ein Ziel, das erreichbar ist. Sie sind daher auch endlich. Der Kontakt mit sich selbst kann wiederhergestellt werden, wenn diese Schmerzen, die bei der ursprünglichen Abspaltung von sich selbst entstanden sind, gefühlt werden. Sie sind kurz und heftig. Sie führen langfristig zu einer tiefen inneren Ruhe und Zufriedenheit.

Diese abgespaltenen tiefen Schmerzen zu fühlen, ist allerdings etwas, was die Überlebensstrategien fürchten und daher mit all ihren Kräften hintertreiben. Sie kennen auch den Unterschied zwischen den Qualitäten von Schmerzen nicht. Sie wollen am liebsten immer nur reden, alles bis ins Detail wissen und analysieren, die gleichen Geschichten immer und immer wieder erzählen, um am besten gar nicht fühlen zu müssen. Sie fürchten, dass hochkommende Gefühle tödlich, vernichtend und zerstörerisch sind, in den Wahnsinn oder in den Selbstmord führen – was in der ursprünglichen Traumasituation ja auch der Fall gewesen wäre. Zum Beispiel wurde einem als Kind ja gedroht, noch mehr Schläge zu bekommen, wenn man nicht augenblicklich aufhöre zu weinen. Daher besteht die Tendenz, dass vor allem die Überlebensanteile eines Menschen den angebotenen Rahmen und die gesamte Therapiezeit für sich nutzen wollen, um sich ihre Wichtigkeit und Unverzichtbarkeit zu bestätigen und die Kontrolle zu behalten.

Ich habe daher in der Zeit, in der ich die Anliegenmethode entwickelte, immer wieder Änderungen an ihr vorgenommen. Vor allem um das Bemühen der Überlebensstrategien, Gefühle wegzureden und sich in den Aktionismus zu flüchten, soweit wie möglich einzuschränken. Die gesunden Anteile sollen genügend Raum bekommen, damit sie da sein und sich weiterentwickeln und die abgespaltenen traumatisierten Anteile aus ihrer Verbannung holen können. Wie viel sich in einem Leben an Traumata angesammelt haben kann, weiß ich aus eigener Erfahrung.

Zu viele Schmerzen

Ich habe mir innerhalb einer Woche diese beiden Anliegen näher angesehen: *Ich will meine abgespaltenen Schmerzen fühlen* und *Warum habe ich Tinnitus?* Dadurch wurde mir klar, wie vielschichtig meine Traumaschmerzen sind, die ich alle abspalten musste:

- Der nicht enden wollende Schmerz über einen Zwilling, der neben mir in der Gebärmutter starb, weil wir beide von unserer Mutter nicht gewollt waren.
- Der heftige Kopfschmerz während der zu lange dauernden Geburt.
- Der Schmerz von Anfang an, von meiner Mutter nicht gesehen und geliebt zu werden.
- Der körperliche Schmerz in Hals und Kopf, weil mein Vater mich wutentbrannt wegen meines Schreiens als Baby geschüttelt und geschlagen hat.
- Der Schmerz, dass meine Mutter dabei zugesehen und mich nicht beschützt hat.
- Der Schmerz, nur wenige Wochen gestillt worden und wegen eines unverträglichen Milchpulvers fast verhungert und ausgetrocknet zu sein.
- Der Schmerz meiner kindlichen Einsamkeit und des Rückzugs in die Isolation.
- Der Schmerz über einen blockierten Willen, der nicht weiß, ob er liebevoll oder zerstörerisch sein soll.
- Körperliche Schmerzen, die ich mir selbst zugefügt habe aus Unachtsamkeit für mich selbst.

- **Der Schmerz über das mich Zudecken mit Arbeit und die Flucht in das Funktionieren.**
- **Der Schmerz darüber, mich selbst nicht zu erkennen, mich mit den Tätern zu verwechseln, mir selbst nicht zu trauen und mich deshalb selbst anzugreifen.**

Mir wurde in diesen beiden Selbstbegegnungen klar, dass es unmöglich ist, alle diese Schmerzen und Ängste auf einmal in mir hochkommen zu lassen und zu fühlen. Das geht nur portionsweise. Auch ich brauche Geduld mit mir selbst.

Praktisches Vorgehen bei der Anliegenmethode

Das Anliegen wird zunächst auf ein Whiteboard geschrieben. Es wird dann noch einmal in seinen einzelnen Bestandteilen auf kleine Zettel notiert, die auf Namensschilder geklebt werden. In einer Gruppe werden diese Schilder an Gruppenmitglieder verteilt mit der Bitte, mit dem jeweiligen Wort oder Zeichen in Resonanz zu gehen. Insofern spreche ich hier von einer Resonanztechnik, die zum Einsatz kommt. Die Personen, die mit den Anteilen des Anliegens in Resonanz gehen, nenne ich Resonanzgeberinnen und -geber.

Resonanz ist das Grundprinzip psychischer Selbstentwicklung und Veränderung (Bauer 2019). »Spiegeln« ist das, was Carl Rogers als das effektivste Mittel ansah, das einem Psychotherapeuten und Berater zur Verfügung steht, um seine Klienten in einen Prozess der Selbsterkenntnis zu bringen. Dazu ist das empathische Mitschwingen mit den Klienten erforderlich (Rogers 1992). Die von mir entwickelte Anliegenmethode bringt den Anliegeneinbringer über die Bodenanker im Einzelsetting und die Resonanzgeber in der Gruppensituation in Schwingung mit seinen psychischen Strukturen. Dadurch fühlt er sich oft zutiefst verstanden, kann Vertrauen zu sich selbst fassen und Veränderungen wagen. Daher spreche ich nicht von »Aufstellungen«, einem Terminus technicus, der noch aus der Tradition der Familienaufstellungen herrührt, sondern mittlerweile lieber von »Selbstbegegnungen«, um meine Therapieform auf den Begriff zu bringen.

Die therapeutische Haltung

Das Zurückfinden in die eigene Identität ist das Hauptziel der Identitätsorientierten Psychotraumatherapie (IoPT). Weil Identität meines Erachtens ein Faktum jenseits von Bindung und Beziehung ist, fühlen wir uns, solange wir nicht traumatisiert werden, auch nicht abhängig von einer Beziehung. Auch nicht von der Beziehung zu unserer Mutter, auch wenn sie für unsere Entwicklung existenziell notwendig ist. Denn nicht grundsätzlich, sondern nur wenn die Mutter uns nicht als ihr Kind haben will oder wegen ihrer Traumatisierungen emotional überhaupt nicht für uns da sein kann, bekommen wir ein Problem mit der Bindungsbeziehung zu ihr, spalten uns von uns selbst ab und fühlen uns abhängig. Wir bleiben dann auch als Erwachsene im Abhängigkeitsmodus von Beziehungen, weil wir im Grunde im kindlichen Bindungsüberlebensmodus (Trauma der Liebe) bleiben.

Auch auf uns als Therapeuten wird dieser Abhängigkeitsmodus übertragen. Daher kommt es darauf an, ob wir dieses Übertragungsangebot annehmen und uns mit dem jeweiligen Menschen in eine potenziell verstrickende Beziehung begeben oder ob wir dieses Angebot nicht annehmen und ihn stattdessen immer wieder auf ihn selbst zurückverweisen. Das geschieht in einer Selbstbegegnung z. B. so, dass ich den Anliegeneinbringer konsequent auf die Resonanzgeber für seine psychischen Anteile hinweise, wenn er sich zeitweise Hilfe suchend an mich wendet. Das mag für ihn vielleicht anfangs wie eine Zurückweisung oder gar mangelnde fachliche Kompetenz erlebt werden, dient aber letztlich der Förderung seiner gesunden Ich-Bildung. Das entlastet mich auch als Therapeut, weil ich dann nicht anstelle des Anliegeneinbringers oder seiner Resonanzgeber fühlen muss, was in ihm los ist. Ich stülpe dem Anliegeneinbringer auch nichts über, was eventuell meines wäre, oder von dem ich aufgrund meiner jahrelangen therapeutischen Erfahrungen glaube, dass es jetzt darum ginge. Da kann man als therapeutischer Begleiter oft gehörig daneben liegen. Auch schöpft man dann das volle Potenzial der Resonanzgeber aus und stellt sich als Therapeut nicht über sie und fühlt sich ihnen nicht überlegen. Für mich bedeutet IoPT-Therapie: Ich organisiere, öffne und halte den Raum für die Selbstheilungskräfte der Psyche dieses betreffenden Menschen. Es hängt nicht von mir ab, wie viel in einer Selbstbegegnung geschieht, sondern letztlich vom Anliegeneinbringer. Ich kann, wenn ich es für sinnvoll halte, an der einen oder anderen Stelle von außen Impulse einbringen. Dazu frage ich allerdings zuvor den Anliegeneinbringer, ob er etwas von mir hören will. Denn dieser Weg zurück in das eigene Ich kann nicht über eine Beziehung und damit die erneute Abhängigkeit – hier von einem Therapeuten – geschehen. Sonst bleibt dieser Mensch im Trauma der Liebe stecken und kommt nicht an sein Trauma der Identität heran. Dort aber liegt nach meiner Überzeugung die Ursache aller weiteren Folgen in der Trauma-Biografie eines Menschen.

Für die therapeutische Begleitung solcher Prozesse braucht es daher vor allem eines: geduldiges Abwarten, bis es zur Selbstresonanz kommt. Es darf dem Anliegeneinbringer nichts von außen übergestülpt werden, so plausibel es im Einzelfall auch erscheinen mag. Sonst sind wir wieder bei dem, was der Anliegeneinbringer in seiner Kindheit erfahren hat: Es wird ihm etwas zugeschrieben, was nicht seine eigene Wahrheit und damit seine eigene Identität ist. Wenn der Anliegeneinbringer während des Prozesses über lange Zeit nicht in eine emotionale Resonanz kommt, dann darf man das nicht erzwingen wollen. Daher ist es wichtig, sich als therapeutischer Begleiter den Grundsatz zu verinnerlichen: Heilung ist immer Selbstheilung. Sie kann von außen nur angeregt werden (z.B. durch Fragen), damit von innen her eine selbstheilende Resonanz entfacht wird. Dann kann in einer Anliegenarbeit gelassen und beharrlich auf den Moment gewartet werden, bei dem das, was die Resonanzgeber ausdrücken, mit einer unterdrückten Emotion des Anliegeneinbringers in Schwingung gerät und sich diese aufgestaute Energie entlädt. In diesem, auch für mich oft beglückenden Moment ist dann ein Stück Heilung der Spaltung geschehen.

Gruppentherapie

In der Gruppe gehen die ausgewählten Personen nach dem ausdrücklichen Startzeichen des Anliegeneinbringers zunächst nonverbal in Resonanz mit dem Wort/Zeichen, das sie erhalten haben. Nach etwa ein bis zwei Minuten kann diese nonverbale Phase gestoppt werden, weil die Resonanz spontan und intuitiv erfolgt. Es ist jedem Resonanzgeber relativ schnell klar, worum es in seinem jeweiligen Anliegenanteil geht.

Dann wendet sich der Anliegeneinbringer sukzessive nach seiner Wahl an die einzelnen Resonanzgeber und tauscht sich mit deren Erfahrungen in dieser Resonanz aus. Gemäß meinem Traumamodell tauchen gesunde, traumatisierte und Überlebensanteile auf und machen die psychische Struktur des Anliegens begreifbar. Durch die Eigenresonanz mit den Anliegenanteilen geschieht in dem Anliegeneinbringer ein Veränderungsprozess auf der emotionalen und auf der Erkenntnisebene, die auch körperliche Reaktionen mit einbezieht. Es hängt vom jeweiligen Anliegen und von der Bereitschaft des Anliegeneinbringers ab, wie tief die emotionalen Prozesse sind, für die er sich öffnet.

Dieses Vorgehen und die sachkundige Begleitung durch einen IoPT-Therapeuten gewährleisten es, dass es zu keiner unkontrollierten Retraumatisierung während der Selbstbegegnung kommt.

Einzeltherapie

In der Einzeltherapie werden die Zettel mit den Anliegenanteilen an Bodenanker geheftet, die entweder weibliche oder männliche Symbole darstellen und durch ihre Einkerbung vorgeben, in welche Richtung der jeweilige Anteil blickt. Diese Bodenanker haben in meiner Praxis acht verschiedene Farben und drei verschiedene Größen. Wenn der Anliegeneinbringer diese intuitiv auswählt und dann auf dem Boden auslegt, hat er sein gesamtes Anliegen als Ausgangsbild vor Augen.

Dann stellt sich der Anliegeneinbringer in einer selbst gewählten Reihenfolge auf die Bodenanker. Auch auf diesem Weg finden tief greifende Veränderungen statt und es können psychische Aufspaltungen überwunden werden.

Sexuelle Hemmung

Ein 50-jähriger Mann hatte folgendes Anliegen (Abbildung 10):

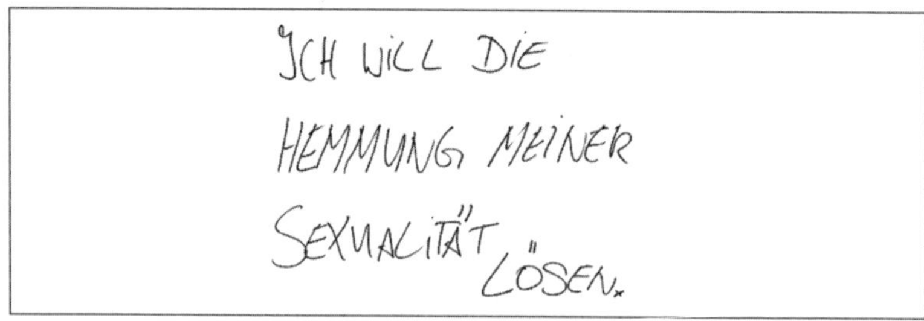

Mittels der Bodenanker legte der Mann das folgende Anfangsbild (siehe Abbildung 11). HEMMUNG, DIE und SEXUALITÄT waren mit runden, weiblichen Bodenankern markiert. Für das ICH hatte er die schwarze Farbe gewählt. Alle Bodenmarker waren in eine Blickrichtung orientiert.

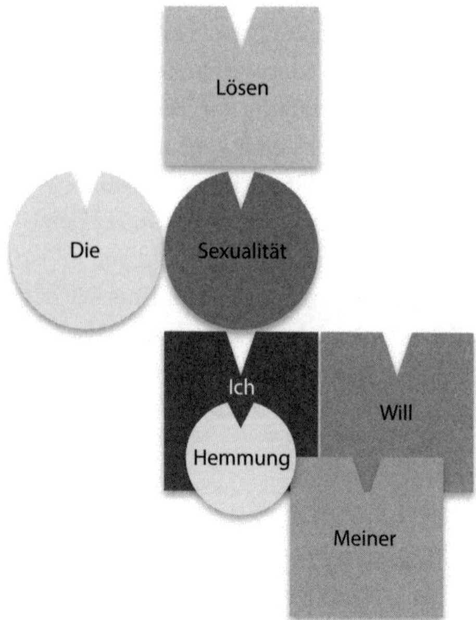

Abbildung 11: Ein Anliegen zu Anfang mit Bodenankern markiert

Der Mann stellte sich zunächst auf HEMMUNG und spürte dort Traurigkeit. Ich fragte ihn nach seinem Alter, und er meinte 10 bis 12 Jahre, also vor seiner Pubertät. Er bemerkte nicht, dass er sich auf einem weiblichen Bodenanker befand. Erst als ich ihn darauf aufmerksam machte, wurde es ihm klar. Er erzählte davon, dass er in dieser Zeit noch mit seiner Mutter zusammen in einem Schlafzimmer übernachtet hatte und dass ihn die Mutter einmal dabei sah, wie sein steifes Glied unter seiner Bettdecke hochragte und sie ihn dann angewidert zur Seite drehte.

Er stellte sich dann auf sein ICH und war von der schwarzen Farbe abgestoßen. Er mochte sich nicht. Er sah jetzt, dass ihm die violette Farbe von SEXUALITÄT vor ihm gut gefiel, aber er erkannte nun auch, dass das ein weiblicher Bodenmarker war. Also war es nicht seine Sexualität. Er stellte sich dann auf WILL. Kurz entschlossen nahm er das Namensschild SEXUALITÄT vom weiblichen Bodenanker weg und legte es auf das ICH.

Im weiteren Prozess entdeckte er, dass DIE seine Mutter repräsentiert, und er fühlte, dass die HEMMUNG ursprünglich von seiner Mutter ausging, die sich z. B. schon bei harmlosen Liebesszenen im Fernseher angeekelt abgewandt hatte. Er hatte sich daher als Kind und Jugendlicher an ihre sexuelle Hemmung anpassen müssen und sich damit identifiziert. Er war entsprechend unwissend und schüchtern, als es zu seinen ersten Kontakten mit Mädchen kam.

Ebenso wurde ihm deutlich, dass er dieses gehemmte Muster, das in der Beziehung mit seiner alleinerziehenden Mutter entstanden war, die ungewollt mit ihm schwanger geworden war, auf seine jetzige Beziehung mit seiner Partnerin übertrug.

Schließlich kam es zu folgendem Schlussbild, mit dem er sehr zufrieden war (siehe Abbildung 12). Seine eigenen Anteile und die seiner Mutter waren nun getrennt, und er konnte auch die schwarze Farbe seines ICHs akzeptieren, weil seine Kindheits- und Jugendsituation mit seiner Mutter ihn sowohl wütend als auch traurig gemacht hatte. Er verurteilte sich selbst nicht mehr dafür.

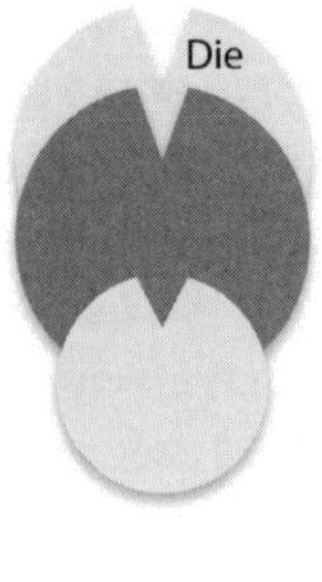

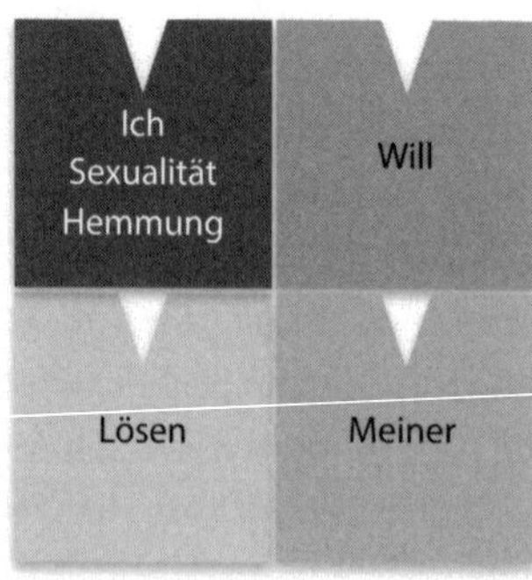

Abbildung 12: Schlussbild der Einzelarbeit

Die Trauma-Biografie von ihren Wurzeln her auflösen

Zu Beginn meiner Therapeutentätigkeit war ich der Meinung, eine sexuelle Traumatisierung sei das Schlimmste, was einem Menschen widerfahren könne. Heute weiß ich, dass diese Formen verführerischer wie gewaltvoller Grenzüberschreitungen besonders bei innerfamiliärer Traumatisierung nur die logische und konsequente Fortsetzung und Steigerung des Traumas der Identität und des Traumas der Liebe sind. Das Trauma der Liebe schließt mit ein, dass ein Kind, wenn sein Urbedürfnis nach körperlichem Kontakt, nach gesehen und von seiner Mutter geliebt zu werden, nicht erfüllt wird, offen ist für jeden Hauch von Zuwendung und körperlicher Nähe anderer Personen. Es wendet sich daher sehnsüchtig einem Vater zu, der ihm nur ein wenig schmeichelt, es ab und an zärtlich über den Kopf streichelt, ihm Kosenamen gibt und dafür dann seine sexuelle Befriedigung einfordert. Weil Täter dem Kind Körperkontakt anbieten und ihm Liebe vorspielen, fällt es in seiner Zuwendungs- und Liebesbedürftigkeit leicht darauf herein, lässt die sexuellen Übergriffe über sich ergehen und spaltet sie ab. Je häufiger das geschieht, umso normaler erscheint das für das Opfer.

Hinzu kommt, dass solche Kinder sexuelle Akte durch den Vater, Opa oder Freund der Mutter erdulden müssen, weil ihre Mutter, die selbst oft als Kind ein sexuelles Trauma erlitten hat, sich vor den sexuellen Zudringlichkeiten der Männer in ihrer Nähe entlasten will. Weil sie einen blinden Fleck in Bezug auf ihr eigenes sexuelles Trauma haben, sind solche Mütter blind für das, was die Täter unmittelbar vor ihren Augen ihrem Kind antun. Sie gehen zudem bevorzugt Partnerschaften mit Männern ein, die sie unbewusst an die Täter aus ihrer Kindheit erinnern.

Das sexuelle Trauma findet für das Kind also bereits im Zustand des Traumas der Liebe und der Identität statt. Es kann ihm daher sogar als Trauma-Überlebensstrategie für das Trauma seiner Identität und Liebe dienen. Weil also das sexuelle Psychotrauma in die Psychotrauma-Biografie eingebettet ist, macht es keinen Sinn, ein sexuelles Kindheitstrauma therapeutisch direkt anzugehen. Dazu ist das Opfer noch zu wenig in Kontakt mit seinem gesunden Ich und in seinen Liebesillusionen zu sehr verstrickt mit dem Täter und den Mittätern.

Im Normalfall kommt daher in einer Therapie zuerst die verstrickte Mutterbindung in den Blick. Diese muss erkannt und verstanden werden. Das in sich gespaltene Kind hat Überlebensanteile, die sich mit einer Hartnäckigkeit und Ausdauer an die traumatisierte und traumatisierende Mutter klammern, die niemand vermuten wird, der bei solchen Therapieprozessen nicht dabei ist. Daher arbeite ich bevorzugt in Gruppen, weil die Gruppenteilnehmer voneinander lernen und bei anderen mit etwas mehr Distanz beobachten können, was sich auch in ihrer traumatisierten Psyche so alles abspielt. Selbst wenn die Mutter z. B. schon lange tot ist, bestehen die symbiotisch mit ihr verstrickten Kindanteile in der Psyche eines Menschen weiter fort, solange jemand nicht gezielt und willentlich an der Auflösung seiner Psychotrauma-Biografie arbeitet.

Oft spielt sich das Trauma der Liebe auch auf der Gegenwartsbühne ab. Viele Mütter kommen zur Therapie und wollen ihren symptomatisch hochauffälligen Kindern helfen oder führen einen vergeblichen Kampf mit, aus ihrer Sicht, »narzisstischen« Partnern. Hier ist es wichtig, ihnen das als Trauma-Überlebensstrategie im Rahmen einer über die Generationen fortgesetzten Täter-Opfer-Dynamik in ihrer Familie bewusst werden zu lassen. Nur so können sie erkennen, wie sinnlos solche Kämpfe wie Hilfsangebote sind. Deshalb habe ich schon vor längerer Zeit für mich entschieden, keine Gerichtsgutachten in solchen Auseinandersetzungen zu schreiben, auch wenn ich öfter danach gefragt werde.

Wer in einer Täter-Opfer-Dynamik gefangen ist, muss zunächst lernen, dass er einen anderen Menschen, der traumatisiert ist, nicht retten kann. Das einzig Sinnvolle, was jemand in seiner Therapie tun kann, ist, den Blick auf sich selbst und die eigene Psychotrauma-Biografie zu richten. Der Weg zu sich selbst ist die einzig realistische Grundlage dafür, dass sich die Beziehungen zu den eigenen Kindern oder zu Partnern allmählich in ein konstruktives Mit- oder zumindest Nebeneinander verwandeln können. Der Blick auf das Leiden und den Schmerz der anderen sind nur eine Ablenkung vom eigenen Schmerz. Kinder werden aus den Verstrickungen frei, wenn ihre Eltern endlich ja zu sich selbst sagen können.

Die Schmerzen, von Mutter und Vater nicht geliebt worden zu sein, müssen in der Therapie zum Ausdruck gebracht werden können. Aus dem Trauma der Liebe kommt jemand im Endeffekt daher nur heraus, wenn er Zugang zu seinem Trauma der Identität bekommt und den Schmerz, die Trauer, die Angst und die Wut zulässt, als Kind nicht gewollt gewesen zu sein. Der Schmerz darüber, nicht geliebt worden zu sein, überdeckt meist diesen Urschmerz der Abspaltung von sich selbst. Dann erst kann sich das am Anfang jeden Lebens stehende eigene *Ja* vom Joch des mütterlichen/väterlichen *Neins* befreien oder realisieren, dass die Vorstellung, ein »Wunschkind« gewesen zu sein, nicht mehr und nicht weniger bedeutete, den Illusionen und Traumaüberlebens-Wünschen der Mutter vollkommen zu Diensten sein zu müssen. Nur so wird der eigene Wille frei davon, nichts anderes als die eigene Mutter oder den eigenen Vater zu wollen. Statt weiterhin Sehnsucht nach der Mutter zu haben, gilt es, die Sehnsucht nach sich selbst zu entwickeln.

Anschluss ans gesunde Ich finden

Eine sinnvolle Psychotherapie wäre nicht möglich, wenn es trotz aller sich aufhäufenden Traumaerfahrungen in der Biografie eines Menschen nicht weiterhin gesunde psychische Anteile gäbe. Zum Glück ist das der Fall, soweit ich das aus all den Therapieprozessen erschließen kann, die ich bislang begleitet habe. Auch bei schlimmsten Fällen ritueller Gewalt gelingt es, gesunde psychische Strukturen wieder aufzubauen, denn das Grundprinzip unserer menschlichen Psyche ist es, uns die Realität so zu erschließen, wie sie tatsächlich ist. Solange wir leben und unsere Ganzwerdung wollen, ist vieles möglich. Wenn wir bereit sind, uns unserem Schmerz zu stellen, dann geschieht sogar manches, was wir sonst nur als Zu-Fall abtun würden, wie das folgende Beispiel veranschaulicht.

Selbstbegegnung mit Fruchtfliege

Cornelia musste in ihrer Kindheit das ganze Programm einer Trauma-Biografie erleben. Sie war nicht gewollt, ihre Eltern versuchten sie abzutreiben, sie erfuhr keinerlei Liebe von Vater und Mutter, sowohl ihr Vater wie ihr Bruder vergewaltigten sie usw. Ihr Anliegen für diese Arbeit war: *Ich will fühlen.*

Sofort sprang FÜHLEN in die Mitte des Raumes wie ein kleines Mädchen, das vergnügt war und einen Spielkameraden suchte. WILL konnte dieses Angebot jedoch nicht annehmen. Die Resonanzgeberin für WILL kämpfte mit den Tränen, unterdrückte sie und blieb weiterhin auf ihrem Stuhl kleben. Der PUNKT verkroch sich hinter seinem Stuhl und blieb dort in gekrümmter Haltung liegen. Cornelia ging zum ICH, das ebenfalls auf dem Stuhl erstarrt sitzen geblieben war. ICH konnte sich nicht bewegen und aus der Rolle heraus auch nicht sprechen. Daher ging die Resonanzgeberin aus der Rolle und berichtete ihre Erfahrungen. Sie war noch ganz klein, die Hände schienen gerade erst zu wachsen. Sie fühlte sich wie in Harz gegossen. Ich (F. R.) deutete dies als den Zustand nach einem Abtreibungsversuch an Cornelia und ermutigte sie, das zu realisieren und den damit verbundenen Schmerz in ihr hochkommen zu lassen. Je mehr ihr das gelang und sie ihre Impulse, dem ICH helfen zu wollen, sein lassen konnte, desto lebendiger wurde ICH. Die Resonanzgeberin glitt nun vom Stuhl auf den Boden. Dort entdeckte sie nach einer Weile eine kleine Fruchtfliege auf dem Teppich. Sie nahm

das Blatt Papier, auf dem ICH stand, und ließ die Fruchtfliege darauf hinaufkrabbeln. Cornelia blieb weiter in ihrem Schmerz und ihr ICH kümmerte sich hingebungsvoll um diese kleine Fruchtfliege und zeigte sie Cornelia. Cornelia nahm das Blatt mit der auf dem Blattrand herumkrabbelnden Fruchtfliege. Diese verblieb auch noch dort, als wir die Arbeit beendet hatten und alle Resonanzgeberinnen wieder aus ihren Rollen entlassen worden waren. Cornelia ging darauf auf die Dachterrasse meiner Praxis und brachte die Fliege ins Freie.

Ohne das eigene Ich, also ohne dass wir den Referenzpunkt in uns selbst haben, ist im Grunde alles sinnlos, was wir in unserem Leben machen. Warum sollen wir Freundschaften schließen, Partnerschaften eingehen, Kinder bekommen, uns beruflich fortentwickeln etc., wenn das mit uns selbst gar nichts zu tun hat? Daher ist es das A und O der therapeutischen Bemühungen in der Identitätsorientierten Psychotraumatherapie (IoPT), dass der betreffende Mensch zu sich selbst findet, das eigene Ich neu entdeckt und dauerhaft in gutem Kontakt mit sich ist. Im Prozess der Ich-Werdung kommen symbiotische Bedürfnisse nach Nähe und Geborgenheit und Autonomiebedürfnisse nach Eigenständigkeit und Freiheit auf einen Nenner. Wenn ich mich selbst liebe, meine abgespaltenen traumatisierten Kindanteile mitfühlend zu mir nehme, dann bin ich frei und unabhängig. Dann brauche ich mich nicht mehr damit herumzuschlagen, wie ich mich von anderen, die mir nicht guttun, abgrenze. Dann bin ich nicht mehr verführbar aus Angst vor Einsamkeit und ich muss mich nicht um der vermeintlichen Nähe willen selbst verraten oder mich einem Täter ans Messer liefern, nur um mich nicht allein zu fühlen.

Sind die Grundlagen für eine gesunde Identität immer mehr gelegt, d. h. gibt es ein stabiles Ich und ein eigenes Wollen, kann auch eine sexuelle Traumatisierung Schritt für Schritt angegangen werden. Das Bewusstsein darüber ist in der Regel nicht vorhanden. Meist können sich die Betroffenen gar nicht vorstellen, dass ihnen »so etwas« passiert sein könnte, insbesondere von einem Vater oder Opa, den sie als Kind geradezu vergöttert hatten. Das Fehlen jeglicher bewusster Erinnerung mag noch nachvollziehbar sein, wenn die sexuelle Traumatisierung in der

Säuglingszeit geschah, wo wir uns allgemein schwertun, bewusste bildhafte Erinnerungen zu haben. Aber warum haben ältere Kinder und sogar Jugendliche keinerlei bewusste Erinnerungen an die sexuelle Gewalt, die sie erleben mussten? Und das oft über viele Jahre hinweg? Hier leistet der Verdrängungsmechanismus, der Realitätsschredder unserer Psyche, gründliche Arbeit und verwehrt solange allen Erinnerungen den Zugang zum Bewusstsein, bis wir in der Lage sind, uns dem zu stellen.

Daher ist es in meinen Therapiegruppen oft so, dass durch das Anliegen eines Menschen ein sexuelles Trauma aufscheint und der Betroffene sich erst mit dem Gedanken anfreunden muss, dass da tatsächlich etwas war, was er bis heute komplett abgespalten hat. Meist braucht es dann Bestätigungen durch weitere Anliegenarbeiten, bis sich jemand nicht mehr mit all seinen perfekt eingeübten Überlebensstrategien und insbesondere der Aufgabe des eigenen Ichs dagegen sträubt, die Tatsache einer sexuellen Traumatisierung anzuerkennen. Oft ist auch zu beobachten, dass es leichter ist, Nachbarn, Lehrer, Großväter, Stiefväter oder Onkel als Sexualtrauma-Täter für wahrscheinlich zu halten, als den eigenen Vater oder die eigene Mutter dafür in Betracht zu ziehen. Erst allmählich kommt es dann dazu, dass das sexuelle Trauma innerhalb eines Anliegens nicht nur »zufällig« aufscheint, sondern der Anliegeneinbringer gezielt die Auseinandersetzung mit diesem Thema sucht und z. B. das Anliegen formuliert: »Wie habe ich mein sexuelles Trauma erlebt?« Auch im folgenden Beispiel kam das sexuelle Psychotrauma gleichsam nebenher zum Vorschein.

Verführung?

Ich will mich fühlen! **So lautete das Anliegen von Michael, der einen Monat zuvor eine für ihn sehr wichtige Arbeit gemacht hatte, die ihm das ganze Ausmaß seiner Verstrickung mit seiner Mutter, seinem leiblichen Vater und seinem Adoptivvater aufgezeigt hatte. Sein ICH war bei diesem neuen Anliegen erstarrt und auf Gehorsam gepolt. Sein WILL hing völlig willenlos auf einem Stuhl und wollte am liebsten gar nicht vorhanden sein. Der Resonanzgeber für MICH war sofort aufgesprungen und zum offenen Fenster gelaufen, um dort nach Luft zu schnap-**

pen. FÜHLEN stand abseits und fühlte zunächst nichts. Das AUSRUFEZEICHEN tänzelte von Beginn an wie eine Primaballerina um Michael herum.

Michael sprach nun davon, dass sein Adoptivvater begonnen hatte, ihn ab seinem sechsten Lebensjahr sexuell zu traumatisieren. Michael musste ihn oral befriedigen. Der Adoptivvater umgarnte ihn mit dem Versprechen, wenn er sich willens zeige, ihn zu befriedigen, dann würde er auf die Schläge verzichten, die er ansonsten Michael wegen seiner Vergehen (z. B. ein Stück Wurst an die Wand zu spucken) verabreichen müsse. Ab diesem Zeitpunkt hatte Michael »Asthmaanfälle«. Er habe sie, wie er sagte, im Laufe seines Lebens zwar in den Griff bekommen, aber immer wenn ein sexueller Konflikt bei ihm entstehe, seien die Erstickungsanfälle wieder da. Das Auftauchen des Anteils mit der Atemnot half Michael, sich auch emotional einzugestehen, dass er tatsächlich ein sexuelles Trauma in seiner Kindheit erlitten hatte.

Oft schützen sich Menschen vor dem Gewahrwerden ihrer sexuellen Traumata mit dem Argument: Ich habe keinerlei Erinnerungen. Das ist jedoch eine Trauma-Überlebensstrategie, die nicht zwischen bewussten und bildhaften Erinnerungen und unbewussten Körpererinnerungen unterscheidet. Keine bildhaften Erinnerungen an ein sexuelles Trauma zu haben, ist ein normaler Schutzmechanismus unserer Psyche. Die bildhaften Erinnerungen an ein sexuelles Trauma tauchen erst allmählich auf, wenn wir in der Lage sind, sie emotional zu bewältigen.

Ein weiteres, oft vorgebrachtes Argument gegen die Möglichkeit eines eigenen sexuellen Traumas ist, dass man mit einem sexuellen Trauma der Mutter verstrickt sein könnte. Das ist nicht gänzlich von der Hand zu weisen, denn solange jemand keinen stabilen Kontakt mit seinem gesunden Ich hat, kann er auch eigene und fremde Gefühle nur schwer unterscheiden. Daher müssen therapeutische Begleiter auch diese Möglichkeit im Auge behalten, wenn in einer Anliegenarbeit das Thema sexuelles Trauma aufscheint. Es muss im Gesamtkontext stimmig sein, ob jemand von den Traumagefühlen seiner Mutter überlagert ist oder selbst ein sexuelles Trauma erlitten hat. In der Regel liegt ja beides vor: Die eigene Mutter wurde sexuell traumatisiert und konnte es daher nicht verhindern, dass auch ihre Tochter das Opfer sexueller Traumatisierungen wurde.

Wenn in einem Anliegen ein eigenes sexuelles Trauma in Erscheinung tritt, wird in der Regel sichtbar, wie stark die Loyalität zum Täter noch immer ist. Denn es war oft nur der Täter, der dem Kind ein wenig mehr Körperkontakt gegeben hat, ein wenig mehr an Aufmerksamkeit und Zuwendung als die durch ihre eigenen Psychotraumata blockierte und nicht selten eiskalte Mutter. Daher findet auch hier ein großer innerer Abwehrkampf statt, diese Ersatzmutter-Figur, die der (in der Regel männliche) Täter für das Kind häufig darstellt, loszulassen. Dass sich auch dieser Mensch als eine große Liebesillusion erweist, ist für viele sexuell traumatisierte Menschen nur schwer auszuhalten. Deshalb halten sie solange wie möglich an dieser Liebesillusion fest.

Schamgefühle aushalten

Eine weitere Hürde im Prozess, das eigene sexuelle Trauma psychisch zu bewältigen, sind die massiven Schamgefühle. Diese sind für die Betroffenen nahezu unermesslich. Gerade in Gruppen stellt dies eine große Hürde dar, sich als jemand zu outen, dem solche ekligen Dinge passiert sind. Und der möglicherweise auch noch jahrelang das Spiel des Täters mitgemacht hat und sich den Ekel als etwas Lustvolles hat einreden lassen. Daher ist es ein großer Schritt nach vorne, das eigene Opfersein trotz aller Schamgefühle als Tatsache zu akzeptieren. Es braucht dafür ein gewachsenes gesundes Ich und einen entschlossenen eigenen Willen, das Potenzial an Unterstützung zu nutzen, das eine Therapiegruppe bietet. Es hat eine große Kraft, wenn Fakten und Wahrheiten vor einer Gruppe ausgesprochen werden, mehr noch als wenn nur ein einzelner Therapeut Zeuge dafür ist. Das folgende Beispiel aus einem Gruppenseminar berührte mich tief.

Vergewaltigung

Marianne formuliert in einem Seminar folgendes Anliegen: *Ich will mich schützen!* Ihr ICH gerät sofort in Panik und will flüchten. Als Marianne zum AUSRUFEZEICHEN gehen will, für das sie einen Mann als Resonanz-

geber gewählt hatte, interveniert das MICH lautstark. Es ist voller Wut und Mordfantasien, spricht von Abstechen und Umbringen. Allmählich erinnert sich Marianne, dass sie mit 21 Jahren auf einem Pferdegestüt von einem Pferdebesitzer, der ihr Vertrauen erworben hatte, in einen Raum eingesperrt worden war. Als sie sich weigerte, diesen Mann sexuell zu befriedigen, ergriff er eine Schere und hielt sie an ihren Hals. In diesem Moment des Geschehens scheint ihr MICH immer noch verhaftet zu sein. Sie weiß nicht, ob sie selbst gleich umgebracht wird oder ob sie jemanden umbringt. Auch das ist typisch für Vergewaltigungen. Das Opfer spaltet einen Anteil in sich ab, der in seiner Entwicklung vor der eigentlichen Gewalttat zeitlich stehen bleibt. Dieser sich in Lebensgefahr befindliche Anteil ist in der Überlegung gefangen, was er hätte tun müssen, um aus dieser lebensbedrohlichen Situation zu gelangen. In diesem Falle also, den Mann zu erstechen, der ihr die Schere an den Kehlkopf hält.

Je mehr Marianne von der damaligen Situation erzählt, desto mehr beruhigt sich ihr MICH. Sie hört ihm zu. Und als Marianne schließlich aussprechen kann, dass sie sich nicht schützen konnte und dieser Mann sie tatsächlich vergewaltigt hatte, kann MICH Marianne in ihrem Schmerz tröstend in den Arm nehmen. Marianne weint dann lange und heftig.

Aufschlussreich an diesem Prozess war auch, dass MICH spürte, dass es auch später nach dieser Vergewaltigung mehrfach von Marianne im Stich gelassen worden war. So bei einem Gerichtsprozess, bei dem Marianne im Zeugenstand vor dem anwesenden Publikum nicht aussagen wollte und konnte, was damals passiert war. Mariannes Fall ist ein trauriges Beispiel dafür, wie Sexualtrauma-Opfer durch Gerichtsprozesse und für Psychotraumata unsensible Richter und Rechtsanwälte retraumatisiert werden, sich noch tiefer spalten müssen und in noch mehr innere Konflikte geraten. Marianne hatte in diesem Prozess am Ende nur noch die Angst, selbst wegen einer Falschanklage verurteilt zu werden.

Weiterhin zeigt Mariannes Fall, dass Vergewaltigungen im Jugendlichen- oder Erwachsenenalter oft die Fortsetzung der sexuellen Traumatisierung in der Kindheit sind. Auch Marianne hatte sexuelle Trau-

matisierungen durch ihren alkoholabhängigen Vater erlebt. Wie später auch vor Gericht geschehen, hatte ihre Mutter ihr nicht geglaubt, was der Vater mit ihr anstellte, und sie vor den Nachbarn als Lügnerin dargestellt.

Wohin mit der Wut?

Kommen in einer Anliegenarbeit Wutgefühle nach oben und werden vom Anliegeneinbringer oder von einem Resonanzgeber des Anliegens ausgelebt, so mag das vielleicht von diesen als befriedigend erlebt werden. Es ist aber immer zu beobachten, dass solche Aggressionsausbrüche die jüngeren Innenanteile in Panik versetzen. Sie bekommen nun Angst vor den wütenden Anteilen der Anliegeneinbringer. Sie sind nicht in der Lage, zwischen der Gewalt des Täters und der Gewaltbereitschaft des Opfers zu unterscheiden. Die Abreaktion von Wut und das Ausüben von Rachefantasien vertiefen daher die bestehenden Spaltungen. Sie vermeiden es, den heftigen Schmerz zu fühlen, ein Opfer sexueller Gewalt geworden zu sein, was aber für die Aufhebung der Spaltung notwendig ist.

Es kann allerdings auch eine wichtige Erfahrung im Verlauf einer Therapie sein, dass die eigene Wut ausgedrückt werden kann, ohne dass diese zur Vernichtung einer anderen Person oder zur Selbstzerstörung führt. So kann das eigene Ich lernen, dass es hier und heute möglich ist, Wut auszudrücken und sich danach auch wieder zu beruhigen und vielleicht sogar über den eigenen Wutanfall lachen zu können.

Wie Vertrauen fassen?

Auch dem Therapeuten gegenüber braucht es in diesen kritischen Phasen des Therapieprozesses, wenn es um das sich Annähern an das äußerst schmerzhafte und schambesetzte Ereignis der sexuellen Traumatisierung geht, ein Höchstmaß an Vertrauen, zumal ohnehin jede Form der Nähe zu einem anderen Menschen als bedrohlich erlebt werden kann. Mutter- und Vaterübertragungen auf einen männlichen Therapeuten oder eine weibliche Therapeutin finden in einer Psychotherapie unausweichlich statt. Männliche Therapeuten werden daher leicht mit dem Täter verwechselt, der damals zugleich auch als der vermeintliche Retter angesehen worden war. Es darf daher von therapeutischer Seite das Gefühl der Abhängigkeit nicht zusätzlich gefördert werden, weil dies die alten Ängste weiter verstärkt, erneut jemandem verpflichtet zu sein und für dessen Hilfe am Ende mit Sex bezahlen zu müssen.

Für uns Therapeuten bedeutet dies, weder in die Retterfalle zu tappen (»Nur ich kann Dich aus deiner Not erlösen!«) noch in einen Täter-Opfer-Dialog einzusteigen, wenn wir zu Unrecht angegriffen und beschuldigt werden. Wir müssen mit einem klaren Blick für die Gesamtsituation den betroffenen Menschen immer wieder auf sich selbst zurückverweisen. Die Arbeit mit Resonanzgebern erleichtert diese Prozesse enorm.

Konkret werden

Es ist immer hilfreich, wenn die körperlichen oder psychischen Symptome, die jemand plagen, der sexuellen Traumatisierung konkret zugeordnet werden können. Je klarer die Abläufe der sexuellen Traumatisierung aus der Verdrängung hervorgeholt werden können, desto besser fühlen sich die abgespaltenen traumatisierten Kindanteile gesehen und verstanden. Es geht nicht darum, das sexuelle Trauma noch einmal in all seinen Facetten zu durchleben und verbal auszubreiten. Es reicht aus, sich dessen, was tatsächlich geschehen ist, emotional gewahr zu werden und in die Resonanz und ins Mitgefühl mit den eigenen bisher in der Verbannung gehaltenen Kindanteilen zu kommen.

Wenn die Erinnerungen kommen

Lange hatte sich Sabine gegen die Wahrheit ihres sexuellen Psychotraumas gewehrt. Sie wäre deshalb fast noch einmal in der Psychiatrie gelandet. Dann ließ sie die Erinnerungen zu und bemühte sich aktiv um die entsprechenden Bilder. Das erzeugte heftige Gefühle. Es war nicht leicht für sie, diese Gefühle hochkommen zu lassen und sich dabei nicht gleich wieder in ihre Überlebensstrategien zu flüchten: »Heute Nacht waren so viele Angstwellen da, die mich überschwappen und lähmen. Mir ist schlecht, mir stößt es auf, es kommt immer wieder hoch. Ich habe

Angst, es nicht zu überleben, diesmal daran zu sterben. Meine Zähne vibrieren dabei. Es sitzt wie ein Magnet auf meinem Herzen und meiner Brust. Ich reguliere mich mit meinen beiden Füßen. Ich versuche, tief in den Bauch zu atmen.«

So lösen sich allmählich auch die Schuld- und Schamgefühle auf, denn es gibt keinen Grund, sich als Opfer verantwortlich und schuldig zu fühlen und sich anstelle der Täter und Mittäter zu schämen. Die kindlichen Bedürfnisse nach Liebe, Nähe und Körperkontakt waren ganz normal. Auch das Erleben körperlicher Erregung oder sogar eines Orgasmus während der sexuellen Traumatisierung ist nicht verwerflich (Stoffers 2018). Es war der Täter, der diese Kontakt- und Liebesbedürfnisse ausgenutzt, die Körperreaktion provoziert und diese in seinem Sinne als Lust oder Geilheit für sich umgedeutet hatte. Was er machte, war falsch. Er hätte allen Grund dazu, sich schuldig zu fühlen und sich zu schämen. Wenn sich das Opfer eines sexuellen Traumas nicht mehr in die Opferhaltung begibt und sich schämt oder schuldig fühlt, können auch Selbstablehnung und Selbsthass aufhören. Es entsteht dann Raum für das Zulassen des eigenen Schmerzes und der Trauer über das Erlebte. Selbstmitgefühl kann entstehen. Der eigene Körper kann wieder als etwas Schönes erlebt werden, mit dem man ohne Angst, Ekel oder Scham Freude und auch sexuelle Lust erleben kann. Diese ist dann nicht eine bloße körperliche Erregung und Entladung, sondern der Ausdruck einer liebevollen Beziehung zu einem anderen Menschen, mit dem man zusammen eine sexuelle Begegnung hat. Das eigene Opfersein wird auf diesem Weg zum Teil der eigenen Biografie, gehört der Vergangenheit an und muss das Leben im Hier und Jetzt nicht mehr beeinträchtigen.

Zurück in den Körper

Für ein gutes Körpergefühl muss häufig noch an den körperlichen Auswirkungen der sexuellen Traumatisierung gearbeitet werden, wie das folgende Beispiel zeigt.

Ich will mich spüren

Dieses Anliegen wurde von Henriette eingebracht. Sie hatte schon mehrere Jahre daran gearbeitet, das Ausmaß ihrer Kindheitstraumata zu realisieren, einschließlich eines über Jahre andauernden sexuellen Traumas durch ihren Onkel. Dieser hatte sie immer wieder mit Gewalt dazu gezwungen, ihn oral zu befriedigen. Dazu hatte er Henriettes Kopf gepackt, auf ihre Kiefer gedrückt, damit sie sich nicht mehr dagegen wehren konnte, ihren Mund zu öffnen, in den er dann seinen Penis steckte.

In dieser Selbstbegegnung spürte ICH, wie ihm immer wieder der Unterkiefer herunterklappte und sie sich anstrengte, den Mund zu schließen. SPÜREN ging damit in Resonanz und verhalf Henriette, diese Verspannung in ihrem Kieferbereich genau wahrzunehmen und dabei innerlich nicht wegzugehen. So wurde klar, warum Henriette sich bis heute schwertut, nachts einzuschlafen. Beim Einschlafen fängt nämlich die Kiefermuskulatur an, sich zu lockern und der Unterkiefer klappt nach unten. Diese Körperempfindung steht jedoch im Widerspruch zu dem noch in Henriette wirksamen Traumaüberlebens-Mechanismus: Wehr dich! Beiß' die Zähne zusammen und öffne deinen Mund nicht! Als ihr diese Zusammenhänge klarer wurden und Henriette fühlte, dass sie keine Chance hatte, sich gegen die orale Vergewaltigung zu wehren, konnte ICH sich entspannen und auch Henriette erlebte sich wieder mehr bei sich. Sie konnte nun endlich wieder selbst entscheiden, den Mund zu öffnen und zu schließen, ohne unbewusst zu fürchten, dabei vergewaltigt zu werden.

Ich habe aus dieser Arbeit auch über unseren Willen im Zusammenhang mit Trauma etwas Neues hinzugelernt. Henriettes WILL war sofort dienstbereit, wollte etwas tun und aktiv handeln. Die Resonanzgeberin für dieses WILL hatte wenig Zugang zu den subtilen und sehr heilsamen psychischen Prozessen, die sich zwischen ICH, SPÜREN und Henriette abspielten. Weil die unwillkürlichen und unbewussten Abläufe in unserem Körper unserem Bewusstsein nicht zugänglich sind und wir die traumatische Erfahrung aus dem Bewusstsein verbannen müssen, landen wir zwangsläufig im Aktionismus, der zwar gut gemeint sein

mag, zur Überwindung der traumatischen Spaltungen aber nichts beitragen kann. Wir wollen oft konkret und sofort etwas tun, auch wenn das nicht wirklich weiterhilft und an der Spaltung zwischen Psyche und Körper nichts verändert, sondern sie eher noch vertieft.

Wer es schafft, wieder Zugang zu seiner eigenen Körperlichkeit zu bekommen, verspürt auch nicht mehr diesen Drang, sich an fremde Körper zu klammern und dort Wärme, Halt und Geborgenheit zu suchen, um dabei immer wieder in die Verlegenheit zu geraten, dass dieser Körperkontakt von anderen sexualisiert wird.

Ich-Sein und konstruktive Partnerschaft

Wer am Ausstieg aus seiner Psychotrauma-Biografie arbeitet und auch sein sexuelles Trauma nicht ausklammert, hat gute Chancen auf ein selbstbestimmtes Leben und eine konstruktive Partnerschaft. Über folgende Mitteilung einer Frau, die in ihrer Kindheit u. a. auch sexuell traumatisiert wurde, habe ich mich sehr gefreut. Auch ihr Partner hatte über die letzten Jahre intensiv an seiner Trauma-Biografie gearbeitet. Ich habe den ursprünglich englischsprachigen Text ins Deutsche übersetzt.

Ich sage Ja!

»Deine IoPT-Methode hat mein Leben sehr berührt und in vielfältiger Weise verändert. Zum ersten Mal in meinem Leben kann ich sagen, dass ich mich mag und glücklich bin! Ich kann mich daran erinnern, dass ich Dir in den letzten fünf Jahren, in denen ich Deine Theorie und Methode gelernt habe, mehrmals Fragen zu meiner Partnerschaft gestellt hatte. Je mehr ich lerne, mich selbst ernst zu nehmen, umso mehr wird mir klar, was für mich akzeptabel ist und was nicht in meiner Beziehung mit X, den ich mir als meinen Lebenspartner vorstellen konnte. In diesem Jahr haben wir den neunten Jahrestag unseres Zusammenseins gefeiert. In den letzten fünf Jahren der Auseinandersetzung mit unseren Traumata sind wir wirklich zusammengewachsen. Reden über unsere eigenen Traumata, mitteilen unserer Gefühle und so gut wir das kön-

nen, den anderen als eigene Identität zu sehen – ich fühlte, wir sind nun auf der gleichen Wellenlänge. Während ich lernte, ja zu mir selbst zu sagen, lernte ich auch, ja zu dem zu sagen, was mir guttut. Und so haben wir schließlich JA zueinander gesagt.«

Wie mit den Tätern umgehen?

Ich vermute, dass viele Frauen, aber auch Männer nicht zuletzt deshalb zögern, sich psychotherapeutische Hilfe zu holen, weil sie befürchten, dass möglicherweise ein sexuelles Psychotrauma zum Vorschein kommen könnte. Was ist, wenn sich herausstellen sollte, dass der eigene Vater oder Großvater der Täter war? Wer wird mir glauben? Wie verhalte ich mich dann meiner Familie gegenüber?

Wenn dann klar ist, dass man sexuell traumatisiert wurde, stellen sich viele Opfer eines sexuellen Traumas die Frage, wie sie mit dem Täter umgehen sollen, vor allem dann, wenn er noch am Leben ist. Soll ich

- selbst noch Kontakt halten, weil es der eigene Vater, die eigene Mutter oder ein Geschwister ist?
- den eigenen Kindern den Großvater und die Großmutter vorenthalten?
- nichts in der Familie erzählen, um nicht die ganze Familie gegen mich aufzubringen?
- dem Täter verzeihen?
- vielleicht sogar mich mit ihm aussprechen und mich mit ihm versöhnen?

Dazu einige Gedanken und Erfahrungen aus zahlreichen Selbstbegegnungen, die ich therapeutisch begleitet habe:

- Wer noch das Bedürfnis verspürt, mit dem Täter Kontakt zu haben, hat vermutlich weiterhin innere Kindanteile in sich, die sich noch immer an den Täter oder ihre Liebesillusionen von ihm klammern. Sie spüren vom erwachsenen Opfer eines sexuellen Traumas noch keine liebevollen Gefühle und haben noch kein wirkliches Vertrauen zu ihm.

- Wer die eigenen Kinder einem Menschen ausliefert, der einen selbst traumatisiert hat, ist in der Bearbeitung seiner Trauma-Biografie noch nicht weit vorangekommen. Er setzt seine eigenen Kinder einem hohen Risiko aus, um selbst nicht wahrzuhaben und weiterhin verleugnen zu können, was ihm vom Täter angetan wurde.
- Wem die Familie mit ihrer offensichtlichen Täter-Opfer-Dynamik wichtiger ist als er selbst, hat noch nicht in die eigene Identität zurückgefunden und braucht diese familiären Beziehungen weiterhin als eine Trauma-Überlebensstrategie.
- Wer meint, dem Täter verzeihen zu müssen, ist noch nicht bei sich und nimmt den Täter noch immer wichtiger als sich selbst. Er hat noch nicht die innere Klarheit gefunden, auch ohne den Täter leben zu können bzw. nur ohne den Bezug zu ihm wirklich bei sich zu sein.
- Das gilt noch mehr, wenn jemand meint, sich mit dem Täter aussöhnen zu müssen bzw. zu können. Er hat dann noch immer Angst vor ihm oder Mitleid mit ihm und meint, sich so vor ihm schützen oder ihn retten zu müssen. Er steckt also weiterhin im Trauma der Liebe fest.
- Insgesamt fehlen in all diesen Fällen der Wille und die innere Entschlossenheit, ganz auf die eigene Lebenskraft zu bauen, sich vor dem Täter schützen zu können oder ihn nicht mehr für das eigene (Über-)Leben zu brauchen.

Wenn solche Fragen nach dem Umgang mit dem Täter auftauchen, ist das ein sicheres Zeichen dafür, dass das Trauma der Identität und das Trauma der Liebe noch weiterhin im Opfer eines Sexualtraumas wirksam sind und dieses noch nicht von allen Anteilen als Realität anerkannt wird. Daher ist hier die weitere therapeutische Arbeit an sich selbst notwendig. Nach meinen Erfahrungen gilt der Grundsatz: Täterbezug, ob konkret oder auch nur in Gedanken, spaltet und verhindert die Vereinigung der aufgespaltenen Psyche. Der psychische Bezug auf den oder die Täter verunmöglicht Identität.

Wer sein sexuelles Trauma tatsächlich verarbeitet hat, dem ist der Täter am Ende gleichgültig. Er verschwendet dann keinerlei Gedanken oder Emotionen mehr an ihn. Er nennt ihn möglicherweise noch nicht einmal mehr Vater oder Mutter, weil der Täter diese väterlichen oder mütterlichen Qualitäten aufgrund der eigenen nicht verarbeiteten Traumatisierungen niemals hatte.

Therapeutische Arbeit mit Tätern

Hauptsächlich kommen Menschen zu mir, mit denen ich ihr sexuelles Opfersein bearbeite. Dabei kann dann auch ans Licht kommen, dass jemand als Mutter mit eigener Sexualtrauma-Biografie es nicht verhindert hatte, dass auch die eigene Tochter vom Ehemann sexuell traumatisiert wurde. Das ruft verständlicherweise große Schamgefühle hervor. Diese können jedoch allmählich auf eine gesunde Weise integriert werden, wenn das eigene Opfersein immer klarer gefühlt wird. Das Verhältnis zur Tochter kann sich so immer mehr entspannen. Bei dieser muss nicht aus schlechtem Gewissen heraus der Anschein erweckt werden, nun doch noch eine gute und liebevolle Mutter zu haben. Vor allem wenn die Tochter schon erwachsen ist, können sich jetzt beider Lebenswege endlich trennen. Die Tochter bekommt eine Chance, selbst in die Verantwortung für ihr eigenes Leben zu kommen und selbstbestimmt ihre Therapieprozesse zu gestalten. Die Mutter wiederum kann vielleicht zum ersten Mal in ihrem Leben das tun, was sie selbst wirklich will.

Mit Männern, die Sexualtrauma-Täter an Kindern, Jugendlichen oder Erwachsenen waren, konnte ich bislang nur wenige Erfahrungen sammeln. Klar ist, dass der Begriff »Pädophiler« hier überhaupt nicht weiterhilft. Denn weil sie oft selbst als Kinder sexuell traumatisiert wurden und die aufgetürmten Schmerzen einer gesamten Trauma-Biografie in sich tragen, inszenieren sie ihr Opfersein mit Kindern in dem Alter, in denen ihnen selbst körperliche, emotionale und sexuelle Traumatisierungen zugefügt wurden.

Vermutlich ist für Sexualtrauma-Täter das Gruppensetting, mit dem ich bevorzugt arbeite, zu herausfordernd, um ihr Tätersein öffentlich zu machen. Doch ich bin mir sicher, dass auch sie ihr Tätersein nur aufarbeiten und dann auch für immer sein lassen können, wenn sie zuvor ihr eigenes Opfersein anerkennen und durchleben konnten. Ich kann ihnen an dieser Stelle nur Mut machen, das zu tun. In welchem therapeutischen Kontext auch immer. Auch Traumatäter wissen in ihren gesunden Anteilen, was richtig und falsch ist. Ihre gesunde Psyche möchte sich von Schuld- und Schamgefühlen entlasten. Im Einzelsetting ist das gut möglich.

MEIN PERSÖNLICHES FAZIT

Dieses Buch zu schreiben, hat mir geholfen zu verstehen, dass unsere Sexualität eine Urkraft unseres körperlichen wie psychischen Daseins ist. Wir müssen für sie als Mann oder Frau die volle Verantwortung übernehmen, jeden Tag und jede Stunde unseres Lebens. Wir dürfen unsere Entscheidungen, die mit unserer Sexualität zu tun haben, nicht an jemand anderen delegieren, nicht an einen Partner, nicht an unsere Eltern oder Freunde, nicht an »die Familie« oder gar an »die Gesellschaft«, nicht an die Pharmaindustrie, nicht an die Medizin, auch nicht an einen Therapeuten. Besser ist es, mit unseren sexuellen Begierden, unserer Lust, unserer Liebe und ihren Folgen so umzugehen, dass wir uns nicht von unserem Körper, unseren Gefühlen und damit von uns selbst abspalten. Dann können wir uns mit jeder Entscheidung, die wir diesbezüglich treffen, einverstanden erklären und persönlich daran wachsen. Bis zu unserem Lebensende.

Präventiv kann in Gesellschaften viel getan werden, damit ihre Mitglieder eine gesunde menschliche Psyche und damit auch ihre sexuelle Identität auf eine gute Art und Weise entwickeln können. Dazu müssen wir unsere Psyche ernst nehmen, noch mehr über sie lernen und sie vor allem vor frühen Traumatisierungen schützen. Statt die uns verfügbaren materiellen wie zeitlichen Ressourcen in Trauma-Überlebensstrukturen wie die nationale, wirtschaftliche, militärische oder die Geschlechterkonkurrenz zu investieren, könnten wir gemeinsam viel mehr für unsere innere Entwicklung tun. Wir könnten uns selbst und allen Frauen und Männern, die Eltern sind und Eltern werden wollen, genügend zeitlichen Raum und ausreichende materielle Mittel zur Verfügung stellen. Damit sie sich darauf vorbereiten können und sich vor allem in den sensiblen ersten Lebensjahren ihren Kindern liebevoll widmen. 1430 Milliarden Euro wurden 2018 weltweit für die militärische

Rüstung ausgegeben. Die Tendenz ist weiter steigend. Was könnte stattdessen alles an sinnvollen materiellen, pädagogischen und psycho- und traumatherapeutischen Aktivitäten für die Menschheitsfamilie finanziert werden? Wir haben die Wahl: weiter nur ums Überleben zu kämpfen oder gemeinsam für ein gutes Leben aller das Richtige und Notwendige zu tun.

ANMERKUNGEN

1 https://de.wikipedia.org/wiki/Geschlechtsorgan, abgerufen am 4.8.2018.

2 Um diese Sichtweise zu konterkarieren, titelte Gerald Hüther (2009): Männer – das schwache Geschlecht und sein Gehirn.

3 Ein sehr hörenswerter Vortrag von Alfie Kohn zum Thema Konkurrenz: https://www.youtube.com/watch?v=S4si1HaDmLg abgerufen am 2.1.2019.

4 Man spricht in diesem Zusammenhang vom Coolidge-Effekt, der auf dem amerikanischen Präsidenten Calvin Coolidge zurückgeht: »Der Effekt ist nach einer zeitgenössischen Anekdote über den US-Präsidenten Calvin Coolidge (1872–1933) benannt: Der Präsident und seine Gattin Grace Coolidge besuchten einen Musterhof und wurden getrennt herumgeführt. Als sie darüber staunte, dass es im Hühnerstall nur einen Hahn gab, erklärte man ihr, der Hahn vollziehe den Paarungsakt bis zu zwölf Mal am Tag. Darauf soll Mrs. Coolidge gesagt haben: »Sagen Sie das meinem Mann.« Als dieser später davon erfuhr, hakte er nach: »Jedes Mal dieselbe Henne?« – »Nein, jedes Mal eine andere.« Darauf Coolidge: »Sagen Sie das meiner Frau.« https://de.wikipedia.org/wiki/Coolidge-Effekt, abgerufen am 8.8.2018.

5 »Trans« bedeutet lateinisch jenseits.

6 Chrismon, 10/2018, S. 41.

7 Gegend in den USA, in der der evangelikale Protestantismus gelebt wird.

8 Der 2018 in die Kinos gekommene Film »Female Pleasure« von Barbara Miller ist diesbezüglich sehr aufschlussreich und sehenswert.

9 Die im Zuge der 68er-Revolte versuchte Befreiung von tradierten Sexualnormen war, im Nachhinein betrachtet, sicher auch eine Form von Machismo im Gewand der Aufklärung. Dem Held der Revolution gehören zu Recht auch die schönsten Frauen. Ähnliches findet sich heutzutage bei den sogenannten Gotteskriegern des Islamischen Staates wieder. Frauen betrachten sie als ihre selbstverständliche Beute im Kampf gegen die Gottlosen.

10 Im katholischen Beichtspiegel für Kinder werden zahlreiche Verhaltensweisen detailliert aufgelistet: »6. und 9. Gebot: Keuschheit. (Merke: Hier ist nur Sünde, was absichtlich zum unkeuschen Vergnügen

geschieht. Das ist aber zu beichten.) War ich unkeusch (schamlos) im Denken? War ich unkeusch im Reden (schamlose Reden)? War ich unkeusch im Anschauen? Im Wünschen? Habe ich Unkeusches allein getan? Mit anderen getan? Habe ich Unkeusches an mir tun lassen? Habe ich schlechte Illustrierte, Bilder, Filme angeschaut? Habe ich schlechte Bücher gelesen oder weitergegeben?« http://k0104.kathhost.net/katechesen/bspiegki.htm abgerufen am 12.8.2018. Wie es scheint, hat die katholische Kirche durch die zahlreichen und öffentlich bekannt gewordenen Missbrauchsfälle in ihren eigenen Reihen ihre Autorität in Bezug auf die Sexualität mittlerweile erheblich eingebüßt.

11 https://de.wikipedia.org/wiki/Erlkönig_(Ballade), abgerufen am 29. 5. 2019.

LITERATUR

Abendzeitung (6.1.2019). »F***t eure Mütter!«. »Sehr hohe Geldstrafe« gegen Ribéry nach Mega-Ausraster. https://www.abendzeitung-muenchen.de/inhalt.bayern-star-rastet-auf-twitter-aus-franck-ribery-voellig-enthemmt-geldstrafe.5866f071-dca6-4d23-8d3a-50bcdc6510bb.html (abgerufen am 14.3.2019).

Amendt, G. (1979). Das Sexbuch. Dortmund: Weltkreis Verlag.

Apothekenumschau (12.2.2019). Verhütung: Die Pille. https://www.apotheken-umschau.de/Verhuetung/Verhuetung-Die-Pille-52260.html (abgerufen am 14.3.2019).

ARD (2012). Die Story. Mama, hör auf damit! Dokumentation. https://www.youtube.com/watch?v=Yr3_poVZBJE (abgerufen am 14.3.2019).

Bange, D. (2007). Sexueller Missbrauch an Jungen. Die Mauer des Schweigens. Göttingen: Hogrefe Verlag.

Banzhaf, H. (2017). Trauma als Schlüssel zum Verständnis körperlichen Leidens. In F. Ruppert und H. Banzhaf (Hrsg.), Mein Körper, mein Trauma, mein Ich, S. 104-142. München: Kösel-Verlag.

Bauer, J. (2015). Selbststeuerung. Die Wiederentdeckung des freien Willens. München: Blessing Verlag.

Bauer, J. (2019). Wie wir werden, wer wir sind. Die Entstehung des menschlichen Selbst durch Resonanz. München: Karl Blessing Verlag.

Becker, L (2017). Die »Pille« für den Mann ist da – nur wird sie keiner nehmen. Bayerischer Rundfunk vom 09.02.2017. https://www.br.de/puls/themen/leben/kommentar-pille-fuer-den-mann-vasalgel-100.html (abgerufen am 14.3.2019).

Biedermann, S. V. (2018). Sexuelle Funktionsstörungen nach Traumatisierung. In M. Büttner (Hrsg.), Sexualität und Trauma, S. 95-115. Stuttgart: Schattauer Verlag.

Bischof, K. (2014). Sexocorporel-Sexualtherapie nach sexuellen Gewalterfahrungen. In M. Büttner (Hrsg.), Sexualität und Trauma, S. 358–371. Stuttgart: Schattauer Verlag.

Bourquin, P. & Cortéz, C. (2016). Der allein gebliebene Zwilling. Köln: Innenwelt Verlag.

Boyle, T. C. (2005). Dr. Sex. München: Hanser Verlag.

Brochmann, N., & Støkken Dahl, E. (2018). Viva la Vagina! Alles über das weibliche Geschlecht. Frankfurt a. M.: S. Fischer Verlag.

Büttner, M. (Hrsg.). (2018). Sexualität und Trauma. Grundlagen und Therapie traumaassoziierter sexueller Störungen. Stuttgart: Schattauer Verlag.

Carnes, P. (1991). Wenn Sex zur Sucht wird. München: Kösel-Verlag.

Chamberlain, D. (2010). Woran Babys sich erinnern. Über die Anfänge unseres Bewusstseins im Mutterleib. München: Kösel-Verlag.

Coler, R. (2010). Das Paradies ist weiblich. Eine Reise ins Matriarchat. Berlin: Aufbau Verlag.

Dabhoiwala, F. (2014). Lust und Freiheit. Die Geschichte der ersten sexuellen Revolution. Stuttgart: Klett-Cotta Verlag.

D'Antonio, M. (2016). Die Wahrheit über Donald Trump. Berlin: Ullstein Verlag.

De Waal, F. (2019). Der Mensch, der Bonobo und die Zehn Gebote: Moral ist älter als Religion. Stuttgart: Klett-Cotta Verlag.

Duncker, H., & Hirschelmann, A. (2018). Der Rupturbegriff in der Psychopathologie und seine Folgen. In H. Duncker, R. Hampe und M. Wigger (Hrsg.), Gestalten – Gesunden, S. 17-29. München: Verlag Karl Alber.

Emerson, W. (2017). Geburtstrauma. Die Auswirkungen der modernen Geburtshilfe auf die Psyche des Menschen. St. Nikolai: Moshammer.

Evatt, C. (2017). Männer sind vom Mars, Frauen von der Venus. München: Piper Verlag.

Evertz, K., Janus, L., & Linder, R. (Hrsg.). (2014). Lehrbuch der Pränatalen Psychologie. Heidelberg: Mattes Verlag.

Finkenzeller, K. (2019). Von wegen Superfrauen. Publik Forum, 5, S. 46–47.

Fischer, G., & Riedesser, P. (1998). Lehrbuch der Psychotraumatologie. München: Reinhardt Verlag.

Freud, S. (1972). Drei Abhandlungen zur Sexualtheorie. Frankfurt a. M.: Fischer Taschenbuch Verlag.

Freund, C. (2014). Mütter zwischen Karrierewünschen, Geldnöten und Zeit für ihre Kinder. In F. Ruppert (Hrsg.), Frühes Trauma, S. 216–227. Stuttgart: Klett-Cotta Verlag.

Fuchs, S. (2019). Die Kindheit ist politisch! Heidelberg: Mattes Verlag.

Garstick, E. (2013). Junge Väter in seelischen Krisen. Wege zur Stärkung der männlichen Identität. Stuttgart: Klett-Cotta Verlag.

Grossmann, K., & Grossmann, K. E. (2004). Bindungen – das Gefüge psychischer Sicherheit. Stuttgart: Klett-Cotta Verlag.

Grünberg, K. (2018). Leichte Beute. Publik Forum, 17, S. 47–49.

Haarer, J. (1934). Die deutsche Mutter und ihr erstes Kind: München: Lehmanns.

Häggström, S. (2016). Shadow's law. The true story of a Swedish detective inspector fighting prostitution. Bullet Point Publishing.

Harari, Y. N. (2017). Homo Deus. Eine Geschichte von Morgen. München: C. H. Beck Verlag.

Heiliger, A. (2000). Täterstrategien und Prävention. München: Verlag Frauenoffensive.

Homes, A. M. (2004). Von der Mutter missbraucht. Frauen und die sexuelle Lust am Kind. Norderstedt: book on demand.

Hoppe, G. (2014). Abtreibungen und Trauma. In F. (Hrsg.), Frühes Trauma (S. 1105–127). Stuttgart: Klett-Cotta Verlag.

Huber, M. (2003). Trauma und Traumabehandlung. Paderborn: Junfermann Verlag.

Huber, M. (2013). Der Feind im Innern. Psychotherapie mit Täterintrojekten. Paderborn: Junfermann Verlag.

Hüther, G. (2009). Männer. Das schwache Geschlecht und sein Gehirn. Göttingen: Vandenhoeck & Ruprecht.

Hüther, G. (2018). Würde. Was uns stark macht – als Einzelne und als Gesellschaft. München: Albrecht Knaus Verlag.

Hüter, M. (2018). Kindheit 6.7. Ein Manifest. Norderstedt: Books on Demand.

Javakhidze, N. (2018). Die Beschneidung von Mädchen und Frauen. Bachelorarbeit. München: Katholische Stiftungshochschule.

Kasten, H. (1999). Pubertät und Adoleszenz. Wie Kinder heute erwachsen werden. München: Ernst Reinhardt Verlag.

Kellogg, J. H. (1888). Zitat im Wikipedia-Artikel John Harvey Kellogg. https://de.wikipedia.org/wiki/John_Harvey_Kellogg (abgerufen am 31.12.2018).

Kerkeling, H. (2014). Der Junge muss an die frische Luft. Meine Kindheit und ich. München: Piper Verlag.

Kersten, E. (2017). Wer bin ich in meinem Körper und in meiner Sexualität als Frau? In F. Ruppert und H. Banzhaf (Hrsg.), Mein Körper, mein Trauma, mein Ich, S. 300-313. München: Kösel-Verlag.

Kohn, A. (1989). Mit vereinten Kräften. Warum Kooperation der Konkurrenz überlegen ist. Weinheim: Beltz Verlag.

Koschorke, M. (2013). Keine Angst vor Paaren! Wie Paarberatung und Paartherapie gelingen kann. Stuttgart: Klett-Cotta Verlag.

Lee, B. X. (Hrsg.). (2018). Wie gefährlich ist Trump? 27 Stellungnahmen aus Psychiatrie und Psychologie. Gießen: Psychosozial Verlag.

Lenzen-Schulte, M. (2015). Leihmütter für Homosexuelle: Deine Zwillinge gehören mir. faz.net vom 10.04.2015. https://www.faz.net/aktuell/feuilleton/debatten/leihmutterschaft-fuer-homosexuelle-13529689.html (abgerufen am 14.3.2019).

Levine, P. A. (1998). Trauma-Heilung: Das Erwachen des Tigers. Unsere Fähigkeit, traumatische Erfahrungen zu transformieren. Essen: Synthesis Verlag.

Loftus, E., & Ketcham, K. (1994). Die therapierte Erinnerung. Bergisch Gladbach: Bastei Lübbe Verlag.

Madeisky, U., Parr, D. & Margotsdotter, D. (2014). Wo die freien Frauen wohnen. Vom Matriachat der Mosuo. DVD.

Margotsdotter, D. (2016). Am Herdfeuer. Aufzeichnungen einer Reise zu den matriarchalen Mosuo. Rüsselsheim: Christel Göttert Verlag.

Maaz, H.-J. (2005). Der Lilith-Komplex. Die dunklen Seiten der Mütterlichkeit. München: dtv Verlag.

Maaz, H.-J. (2017). Die neue Lustschule. Sexualität und Beziehungskultur. München: dtv-Verlag.

Maaz, H.-J. (2018). Die Liebesfalle. Spielregeln für eine neue Beziehungskultur. München: dtv- Verlag.

Mausfeld, R. (2018). Warum schweigen die Lämmer? Wie Elitendemokratie und Neoliberalismus unsere Gesellschaft und unsere Lebensgrundlagen zerstören. Frankfurt a. M. : Westend Verlag.

Melzer, H. (2018). Scharfstellung. Die neue sexuelle Revolution. Stuttgart: Tropen Sachbuch.

Metz, L.A. (2017). Der zerbrochene Engel. Norderstedt: Books on Demand GmbH.

Miersch, M. (2002). Das bizarre Sexualleben der Tiere. Ein populäres Lexikon von Aal bis Zebra. München: Piper Verlag.

Mundlos, C. (2015). Gewalt unter der Geburt. Der alltägliche Skandal. Marburg: Tectum Verlag.

Nicon, L. (2011). Befreit von alten Mustern. T.I.P.I. – eine Körperreise zum Ursprung unserer Emotionen und Ängste. Paderborn: Junfermann Verlag.

Nick, S., Schröder, J. Briken, P. & Richter-Appelt, H. (2018). Organisierte und rituelle Gewalt in Deutschland. Trauma & Gewalt, 3, S. 244–261.

Nunez, D. G. & Schneeberger, A. R. (2018). Trauma unter dem Regenbogen: Stigmatisierung von Gender- und sexuellen Minderheiten. In M. Büttner (Hrsg.), Sexualität und Trauma, S. 167–195. Stuttgart: Schattauer Verlag.

Orwell, G. (2002). 1984. München: Heyne Verlag.

Palmer, B. (2018). Wir können nicht allen helfen. Ein Grüner über Integration und die Grenzen der Belastbarkeit. München: Siedler Verlag.

Pease, A. & Pease, B. (2010). Warum Männer nicht zuhören und Frauen schlecht einparken: Ganz natürliche Erklärungen für eigentlich unerklärliche Schwächen. München: Ullstein Verlag.

Poiani, A. (2010). Animal Homosexuality. A Biosocial Perspective. New York: Cambridge University Press.

Precht, R. D. (2009). Liebe. Ein unordentliches Gefühl. München: Goldmann Verlag.

Preuss W. F. (2016). Geschlechtsdysphorie, Transidentität und Transsexualität im Kindes- und Jugendalter: Diagnostik, Psychotherapie und Indikationsstellungen für die hormonelle Behandlung. München: Ernst Reinhardt Verlag.

Rehder, U., & Meilinger, H.-G. (1997). Sexueller Missbrauch – Straftat und inhaftierte Täter. Krimpäd, 37, S. 31–44.

Reich, W. (1971). Die Massenpsychologie des Faschismus. Köln: Kiepenheuer & Witsch.

Roddewig, M. (2012). So geht Deutschland. »Flink wie Windhunde, zäh wie Leder, hart wie Kruppstahl«. Artikel in dw.com. https://www.dw.com/de/flink-wie-windhunde-z%C3%A4h-wie-leder-hart-wie-kruppstahl/a-16373027 (abgerufen am 14.3.2019).

Rogers, C.R. (1992). Entwicklung der Persönlichkeit. Psychotherapie aus der Sicht eines Therapeuten. Stuttgart: Klett-Cotta Verlag.

Ruppert, F. (2002). Verwirrte Seelen. Der verborgene Sinn von Psychosen. München: Kösel-Verlag.

Ruppert, F. (2010). Trauma, Angst und Liebe. Unterwegs zu gesunder Eigenständigkeit. München: Kösel-Verlag.

Ruppert, F. (Hrsg.). (2014). Frühes Trauma. Schwangerschaft, Geburt und erste Lebensjahre. Stuttgart: Klett-Cotta Verlag.

Ruppert, F. (2018). Wer bin Ich in einer traumatisierten Gesellschaft? Wie Täter-Opfer-Dynamiken unser Leben bestimmen und wie wir uns daraus befreien. Stuttgart: Klett-Cotta Verlag.

Ruppert, F., & Banzhaf, H. (Hrsg.) (2017). Mein Körper, mein Trauma, mein Ich. Anliegen aufstellen, aus der Traumabiografie aussteigen. München: Kösel-Verlag.

Sulz, S. G., Walter, A., & Sedlacek, F. (Hrsg.). (2018). Schadet die Kinderkrippe meinem Kind? München: CIP Medien.

Sanyal, M.M. (2016). Vergewaltigung. Hamburg: Edition Nautilus.

Schwanitz, D. (2001). Männer. Eine Spezies wird besichtigt. Frankfurt a. M.: Eichborn Verlag.

Senf, B. (2004). Der Tanz um den Gewinn. Von der Besinnungslosigkeit zur Besinnung der Ökonomie. Ein Aufklärungsbuch. Lütjenburg: Verlag für Sozialökonomie.

Shaw, J. (2016). Das trügerische Gedächtnis. Wie unser Gehirn Erinnerungen fälscht. München: Heyne Verlag.

Simkin, P., & Klaus, P. (2015). Wenn missbrauchte Frauen Mutter werden. Die Folgen früher sexueller Gewalt und therapeutische Hilfen. Stuttgart: Klett-Cotta Verlag.

Simon, H. (2015). Nirgendland. DVD.

Spiegel-Online (2.12.2013). Epigenetik. Mäuse vererben schlechte Erinnerungen. http://www.spiegel.de/wissenschaft/natur/epigenetik-maeuse-vererben-schlechte-erinnerungen-a-936692.html (abgerufen am 12.8.2018).

SRF (11.02.2016). «Sie wusste genau, welche Vergangenheit der Mann hatte». https://www.srf.ch/news/schweiz/sie-wusste-genau-welche-vergangenheit-der-mann-hatte (abgerufen am 12.12.2018)

stern.de (26.7.2017). Kindersegen dank Leihmutterschaft. So schaffte es dieses schwule Elternpaar, das vierte Kind zu bekommen. https://www.stern.de/tv/leihmutterschaft--so-schaffte-es-dieses-schwule-elternpaar-das-vierte-kind-zu-bekommen--7492800.html (abgerufen am 12.8.2018).

Stoffers, A. (2018). Das Lust-Dilemma bei sexueller Traumatisierung. https://www.zentrumensch-neuss.de/2018/11/05/das-lust-dilemma-bei-sexueller-traumatisierung/ (abgerufen am 12.3.2019).

Stüvel, H (2008). Zwitter – Mann und Frau zugleich. Artikel in welt.de vom 20.06.2008. https://www.welt.de/gesundheit/article2126690/Zwitter-Mann-und-Frau-zugleich.html (abgerufen am 12.3.2019).

Süddeutsche Zeitung (2.11.2018). Wege aus der Finsternis, S. 14.

Süddeutsche Zeitung (5./6.1.2019a). Das Lachen des Vaters von Josef Wirnshofer. https://www.sueddeutsche.de/muenchen/diakon-vergewaltigung-bewaehrungsstrafe-1.4311261 (abgerufen am 27.3.2019).

Süddeutsche Zeitung (31.1.2019b). Diakon erhält Bewährungsstrafe für Vergewaltigung einer 15-jährigen Messdienerin.

Süddeutsche Zeitung (6.2.2019c). So brach das Missbrauchssystem in Lügde zusammen. https://www.sueddeutsche.de/panorama/luegde-campingplatz-missbrauch-1.4318817 (abgerufen am 27.3.2019).

Tagesanzeiger (2.9.2018). Die Geschichte vom armen Donny. https://www.tagesanzeiger.ch/ausland/amerika/die-geschichte-vom-armen-donny/story/11967238 (abgerufen am 12.3.2019).

Tietz, A. (2017). Wechseljahre als Chance für einen Perspektivenwechsel. In F. Ruppert & H. Banzhaf (Hrsg.), Mein Körper, mein Trauma, mein Ich, S. 335-348. München: Kösel-Verlag.

Vasile, D. L. (2017). Gebärmutterhalskrebs und wie man eine Mutter wird. In F. Ruppert & H. Banzhaf (Hrsg.), Mein Körper, mein Trauma, mein Ich, S. 314-319. München: Kösel-Verlag.

Von Weiler, J. (2014). Im Netz. Tatort Internet. Kinder vor sexueller Gewalt schützen. Freiburg: Herder Verlag.

WDR (2017). Transgender-Kinder. Dokumentation. https://www.youtube.com/watch?v=141CcfynjuM (abgerufen am 12.3.2019).

WDR (2019). Die Story. Wenn die Geburt zum Albtraum wird. Dokumentation. https://www1.wdr.de/fernsehen/die-story/sendungen/wenn-die-geburt-zum-albtraum-wird-100.html (abgerufen am 12.3.2019).

Weber, F. (2018). Welche Auswirkungen hat das Bindungsverhalten traumatisierter Mütter auf ihre Kinder? Was hilft betroffenen Müttern weiter? Bachelorarbeit eingereicht an der Katholische Stiftungshochschule München.

Wickler, W. & Seibt, U. (1990). Männlich – weiblich. Ein Naturgesetz und seine Folgen. München: Piper Verlag.

Witteck, M. (2019). Gewalt in der Geburtshilfe. Über traumatisierende Gewalterfahrungen und die Relevanz einer selbstbestimmten Geburt. Bachelorarbeit. München: Katholische Stiftungshochschule.

ZDF (2017). Bordell Deutschland. Dokumentation. https://www.zdf.de/dokumentation/zdfinfo-doku/bordell-deutschland-milliardengeschaeft-prostitution-102.html (abgerufen am 29.3.2018)

DER AUTOR

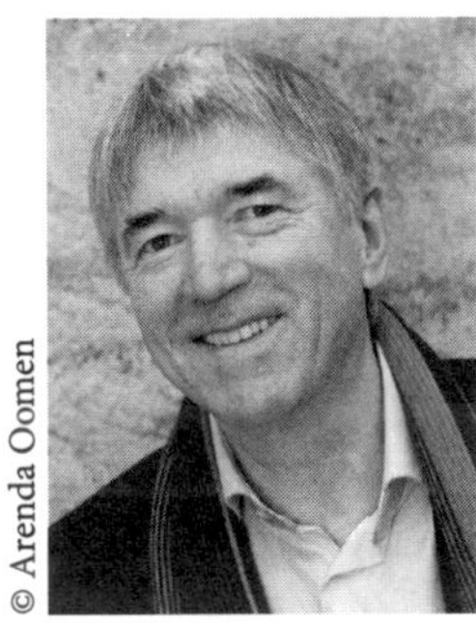

Dr. Franz Ruppert, geboren 1957, ist Professor für Psychologie an der Katholischen Stiftungshochschule München und approbierter Psychologischer Psychotherapeut in eigener Praxis. Er leitet weltweit Weiterbildungen und Seminare und hält Vorträge. Er ist Autor zahlreicher Bücher über Psychotraumata und ihre Folgen, die in zahlreiche Sprachen übersetzt sind.
www.franz-ruppert.de

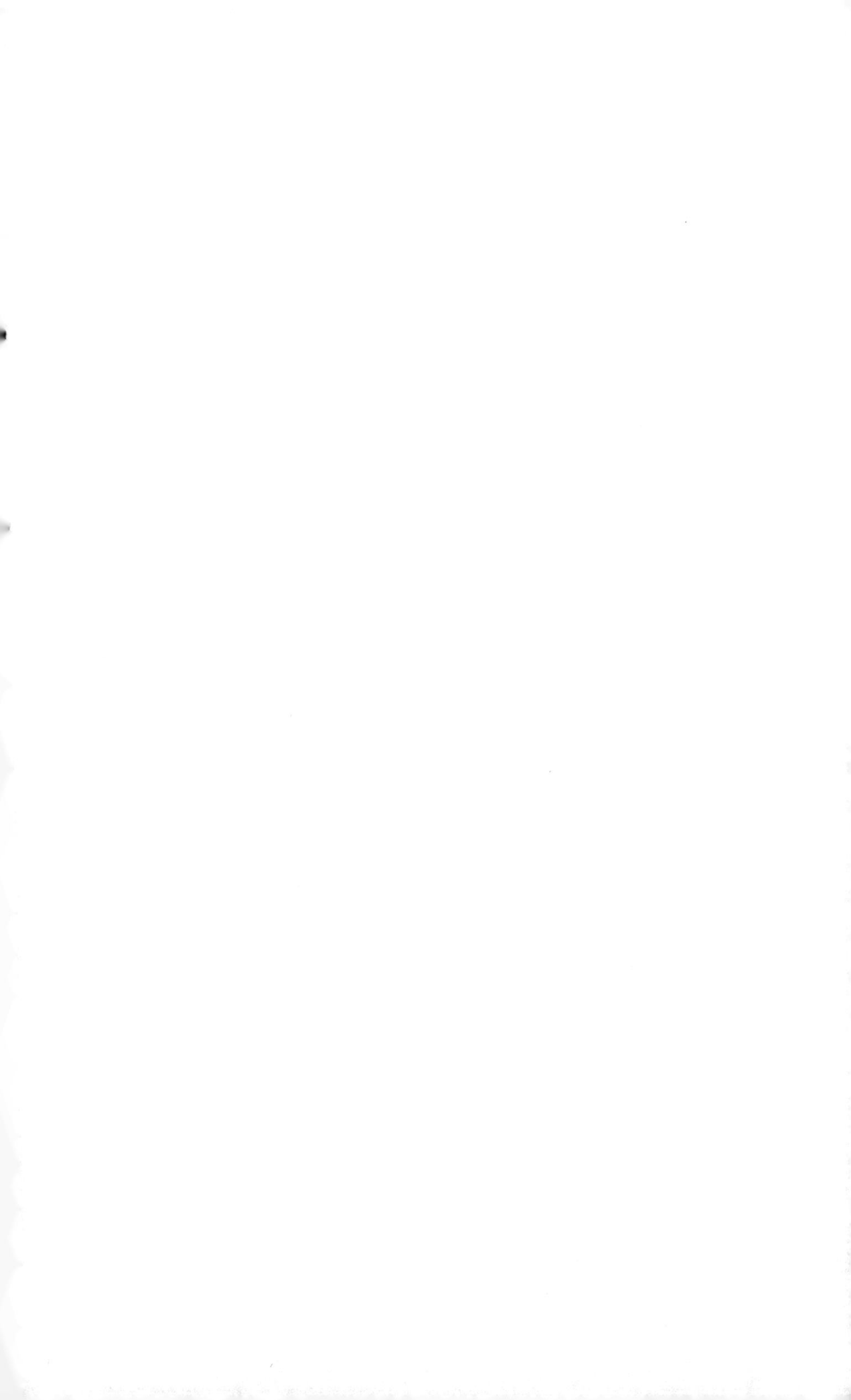